トラウマケアとPTSD予防のための
グループ表現セラピーと語りのちから

国際連携専門家養成プログラム開発と苦労体験学の構築

井上孝代　いとうたけひこ
福本敬子　エイタン・オレン　編著

風間書房

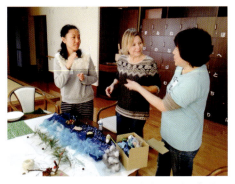

アートセラピスト、タミ・ガヴロン氏と作品についてシェアする参加者（2014年 陸前高田市）

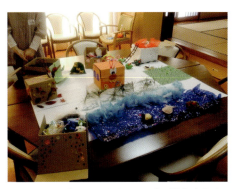

アートセラピーワークショップで製作された、グループ作品
陸前高田市を再構築（2014年 陸前高田市）

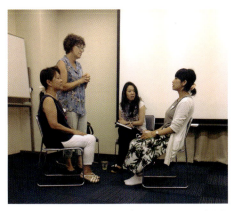

表現セラピーの実際 ビブリオセラピー（読書療法）から シュロミット・ブレスラー博士によるワークショップの様子

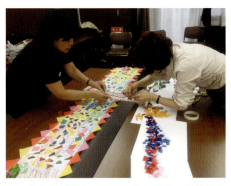

アートセラピスト、ロニット・アミール氏によるワークショップの様子
人生の川をつなげるワーク

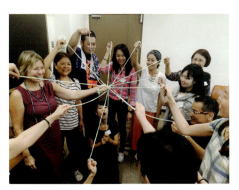

紐を用いたグループ分けの様子 この後、2～3人のグループに分かれて、グループワークをおこなった

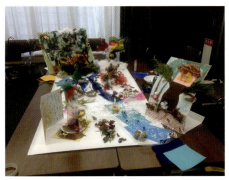

アートセラピーワークショップで作ったグループ作品 それぞれが作った自分を表す木を配置する空間をグループで制作

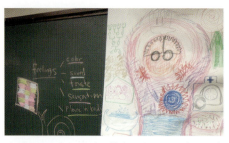

オデリア・クレイビル博士によるトラウマ・表現セラピーワークショップで作った、ボディーマップ作品

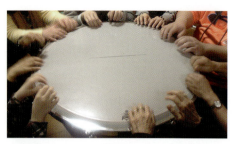

アドヴァ・フランク博士による、音楽セラピーワークショップの様子
太鼓を使ったグループ即興アクティビティ

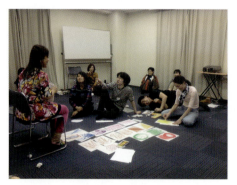

スマダール・コルン氏による、ダンスムーブメントセラピーワークショップの様子
グループスーパービジョン

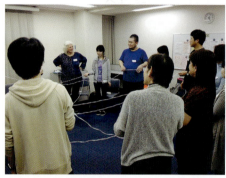

アリエラ・フリードマン博士による、グループセラピーを学ぶワークショップの様子
紐を使ったクロージングワーク

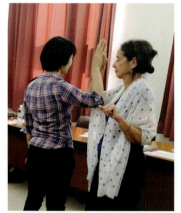

『東北の声』プロジェクト：ライフストーリー・インタビューワークショップの様子

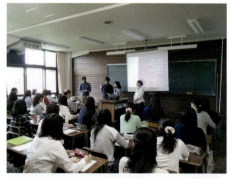

宮城学院女子大学で開催した、アミア・リーブリッヒ博士によるライフストーリー・インタビュー授業の様子

はじめに

　2011年 3 月11日、東日本大震災が起こりました。大地震・津波・原発事故で多くの尊い命が犠牲になりました。その直後に国内外から多くの援助・救援活動が始まりました。そのうちの 1 つが国際NGOイスラエイド（IsraAID）の活動でした。イスラエイドは継続的な支援活動を行うことを決め、日本側の社団法人としてJISP（日本イスラエイド・サポート・プログラム）を立ち上げて引き続き被災者のための心理社会的取り組みを継続することにしました。その活動は日本国内のみならず、2015年のネパール大地震をきっかけとして海外にも広がりました。イスラエイドからの援助活動と、それに続くネパールの高校生と東北の高校生の交流やネパールの東大と言われるトリヴァン大学を拠点とした災害におけるトラウマケアやPTSD予防などのこころの専門家の養成プログラムの実施などをおこなってきました。

　本書はそのような国際連携活動のなかで生まれました。多くの人びとの悲しみを癒やし希望を世代間に引き継ぐという取り組みを通して、我々はさまざまなことを学びました。この本はそのような重要な学びを皆さんと共有するための道具です。とりわけヒーリングジャパン・プロジェクトという被災者の心の支援活動と、それと平行して行われた支援者のためのグループ表現セラピーのワークショップによる教育活動をとり上げました。さらに、個人・コミュニティの再生を目指したインタビュー活動とその記録化を各地域でおこなってきた『東北の声』の活動も本書の土台となっています。

　これらの経験から日本における災害時などのトラウマケアに対応できるグループ表現セラピストの養成と被害者と、援助者の「語り」に基づく「苦労体験学」（いとう，2015）の 2 つのテーマが生み出されました。この本は、この 2 つの取り組みのこれまでのまとめです。これらの 2 つの取り組みは現在

ii　　はじめに

も進行しており、その意味では中間報告ということでもあります。

　表現セラピーをグループで行うという理論と方法については、日本では
もっと普及が必要だと思っています。また、苦労体験学ということばは、佐
久間（2015）の「患者体験学」を拡張して、災害の被災者と援助者にも当て
はめたものです。天災、事故、病気、障害などさまざまな困難の体験を、「浦
河べてる」の当事者研究に学んで「苦労」ととらえました。圧倒されるよう
な苦労を前向きの苦労に変えていくことを目指しています。いわばネガティ
ブ苦労からポジティブなものを生み出す試みです。漢字の「危機」は危険と
機会（チャンス）の両方を表します。苦労という危機のなかで、それをチャンスに
人間関係や人間的成長を実現していく営みの1つとして、「語ること」「書く
こと」、そしてそれを「聴くこと」「読むこと」を重視するのです。

　言うまでもないことですが、グループ表現セラピーと苦労体験学は災害場
面だけに限定されるものではなく、さまざまな場面に応用・適用できる普遍
性をもつものであります。その意味で本書のタイトルを『トラウマケアと
PTSD予防のためのグループ表現セラピーと語りのちから：国際連携専門家
養成プログラム開発と苦労体験学の構築』としました。

　本書のテーマは編集代表者である井上（2001）が留学生カウンセリングに
おける非言語的アプローチの有効性を論じた問題意識と、その後マクロ・カ
ウンセリング理論（2004、2005、2005、2006、2007）として発展させ、社会的
マイノリティの"声"を代弁するアドボカシーの重要性を主張するに至った
問題意識（井上, 2013）とも呼応しています。

　現代社会における様々なストレスやトラウマ体験への支援にとって、「表
現セラピー」と「語り」のちからを包括的に用いることの意義を感じていた
だければ望外の喜びです。

　井上孝代（編集者を代表して）

　　　　　　　　　　　　2016年3月11日（東日本大震災5年目の日に）

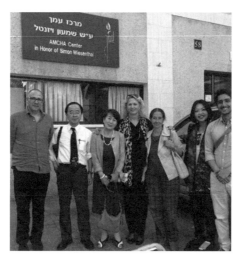

イスラエルのホロコーストサバイバーの心理社会支援を行う団体（AMCHA）の施設を見学
その職員の方々とアミア・リーブリッヒ博士（右から3人目）と共に

文献

いとうたけひこ（2015）．ナラティブアプローチと混合研究法による苦労体験学の構築　「東西南北」和光大学総合文化研究所年報　p.87.

井上孝代（2001）．留学生の異文化間心理学　玉川大学出版部.

井上孝代（編著）（2004、2005、2005、2006、2007）．マクロ・カウンセリング実践シリーズ　第1巻〜第5巻　川島書店.

井上孝代（編著）（2013）．臨床心理士・カウンセラーによるアドボカシー：生徒、エイズ、吃音・精神障害者、性的・民族的マイノリティ、レイプ・DV被害児（者）の声を聴く　風間書房.

佐久間りか（2015）．患者体験学の実践　「東西南北」和光大学総合文化研究所年報　pp.134-144.

【付記】本研究は科学研究費助成事業（学術研究助成基金助成金）（基盤研究（C）（一般）15K04148）「トラウマ／PTSDリカバリー専門家養成・支援のための国際連携プログラム開発と評価」（2015〜2017年度）の援助を受けた。本研究に協力してくださったすべての方々へ謝意を表したい。

目　　次

はじめに

序章　トラウマケア／リカバリーの専門家養成のための国際連携
　　　プログラム開発を目指して………………………………………………1

1. 本書の背景…………………………………………………………………1

　　1-1　トラウマケア／PTSD予防の専門家養成の必要性とリカバリー
　　　　モデルに基づくプログラムの開発…………………………………2

　　1-2　イスラエルのアートセラピストとの連携…………………………3

2. 本書の目的（ねらい）……………………………………………………4

3. 本書の構成…………………………………………………………………5

第1部　トラウマケアの今日的課題………………………………………7

第1章　日本にトラウマケアの力を育てる
　　　　―東北復興支援におけるJISPの活動を通して―……………………9

　　1-1　概観……………………………………………………………………9

　　1-2　被災地のメンタルヘルス課題へのイスラエイドとJISPの対応…14

　　1-3　日本における心理社会的支援の課題と機会………………………17

　　1-4　心理社会的アプローチ………………………………………………19

　　1-5　日本国際トラウマケア／緊急支援センター（Japan International
　　　　Center for Trauma-care and Emergency Relief：JICTER）の設立へ…24

　　引用・参考文献……………………………………………………………25

第2章　トラウマケアにおける表現セラピー……………………………27

　　2-1　表現セラピー（Expressive therapy）の歴史………………………27

vi　目　次

2-2　表現セラピーとは……………………………………………………31

2-3　トラウマ／PTSDとは………………………………………………35

2-4　トラウマケアの現在…………………………………………………41

2-5　トラウマの問題に対する表現セラピー……………………………46

引用・参考文献……………………………………………………………49

第3章　トラウマケア／リカバリーの専門家養成プログラム
―包括的グループ表現セラピーの視点―……………………53

3-1　日本国際トラウマケア／緊急支援センター［JICTER］の設立
（Japan International Center for Trauma-care and Emergency Relief）
………………………………………………………………………………53

3-2　JICTERの専門家養成プログラム立案の必要性……………………54

3-3　イスラエル視察………………………………………………………55

3-4　JICTERのプログラム案：包括的グループ表現セラピーの
構築に向けて……………………………………………………………61

引用・参考文献……………………………………………………………73

第2部　トラウマケア／PTSD予防とグループ表現セラピーの実際……77

第4章　被災支援者養成のためのグループ表現セラピーの実際………79

はじめに　表現療法とイスラエル………………………………………79

4-1　ヒーリングジャパン・プロジェクトにおける表現セラピー………83

コラム1：震災後の宮城 アートの役割…………………………………87

コラム2：支援者を支援すること………………………………………91

4-2　アートセラピー(1)…………………………………………………92

コラム3：自分の復興支援………………………………………………95

4-3　アートセラピー(2)…………………………………………………102

コラム4：被災地の対人支援者が触れた初めてのアートセラピー……105

目　次　vii

4-4　表現アーツセラピー ……………………………………114

4-5　ミュージックセラピー ……………………………………130

　　　コラム5：アートのもつチカラ ……………………………133

4-6　ダンスムーブメントセラピー ……………………………140

　　　コラム6：チャンネルが開く感覚 …………………………143

4-7　グループセラピー ………………………………………150

第3部　東日本大震災の「語り」に基づく苦労体験学の構築……159

はじめに　東日本大震災の「語り」に基づく苦労体験学の構築
　　　　　―心的外傷後成長（Posttraumatic Growth：PTG）の視点より―………161

第5章　心的外傷後成長（PTG）研究におけるナラティブ・アプローチ
　　　　　―苦労体験学（Suffering Experience Research）に向けて―……163

5-1　心的外傷後成長（PTG）とはなにか ……………………163

5-2　心理学と心理療法におけるナラティブ ……………………168

5-3　心的外傷後成長（PTG）研究における
　　　ナラティブ・アプローチの意義 …………………………170

5-4　『東北の声』の記録からの体験談 …………………………174

5-5　結論および実践のための提案 ……………………………183

第6章　テキストマイニングによる被災体験学（Disaster Experience Research）への混合研究法アプローチ
　　　　　―死に関する表現と心的外傷後成長（PTG）―……185

6-1　問題 …………………………………………………………185

6-2　目的 …………………………………………………………188

6-3　結果 …………………………………………………………189

viii　目　次

6-4　考察 ·· 197

第7章　東北被災者における援助体験学（Helper Experience Research）

―援助者セラピー原則（Helper Therapy Principle：HTP）に着目して― ······ 201

はじめに ··· 201

7-1　援助者セラピー原則（援助者療法）（Helper Therapy Principle：HTP） ···· 203

7-2　被災と援助の体験による6分類 ··· 205

7-3　『東北の声―Voices of Tohoku』（一般社団法人JISP）における
　　　被災者の6つのタイプ ·· 207

7-4　方法 ··· 208

7-5　結果 ··· 209

7-6　考察 ··· 217

おわりに ··· 220

コラム7：女性達への聞き書きを通して―宮城県石巻市にて― ···················· 223

あとがき ··· 225

謝辞 ··· 228

Acknowledgement ··· 228

序章　トラウマケア／リカバリーの専門家養成のための国際連携プログラム開発を目指して

井上孝代

1．本書の背景

　本書成立の発端は、2011年3月11日の東日本大震災直後に遡る。震災直後、国際NGOであるイスラエイド（IsraAID）が東北入りし、被災者支援を開始した。イスラエイドは自然災害や人災の復興支援と長期的な開発援助を目的とする国際人道支援活動団体で、2001年の設立から世界中で支援プロジェクトの企画・進行を進めてきた。東日本大震災時においても、津波発生4日後、イスラエイドの最初のチームが被災地に入り、支援物資を配布し、住宅を清掃し、子ども向けの遊び場を設け、学校を再建するなどの援助をおこなった。

　これらの支援活動を通して、東北地区、および日本全体としても心理社会的ケアやポストトラウマ治療に対して急速に拡大する需要を見つけ、日本イスラエイド・サポート・プログラム（JISP）が発足した。以来、JISPが行うプログラムは、宮城県及び福島県内の8都市において、各地のコミュニティとの緊密な連携・協力体制の上におこなわれている。2012年にはプログラムが拡張され、10都市で約3万人以上の人々がプログラムに参加した。その活動は、2016年現在も継続され、地域的にも拡大し、多様化している。これらの活動はイスラエルの20年以上のキャリアを有するアートセラピストとの連携のもとで行われてきたもので、我々はトラウマケアの領域で優れた知見を有するセラピストのワークショップを通して驚きにも似た大きな気づきと豊かなスキルとを学んできた。それらの体験をここに1つの成果物として本に

2 序章 トラウマケア／リカバリーの専門家養成のための国際連携プログラム開発を目指して

まとめたいと願うに至った。

1-1 トラウマケア／PTSD予防の専門家養成の必要性と
リカバリーモデルに基づくプログラムの開発

　東北の震災後5年が経過し、自然災害や国際情勢の悪化に伴う被害などへのトラウマケア／PTSD予防の必要性に対する社会的認知が高まったことで、トラウマケアの専門知識・スキルをもつ専門家へのニーズはより強まっている。また、近年深刻な児童虐待ケースが明らかになってきたことで、児童相談所やスクールカウンセラーなどの地域の心理専門家がトラウマケアに携わる必要性が高まっている。しかし専門家育成の数を上回るほどのケースの増大で、専門家のトレーニング、サポートは十分に行き届いているとは言えない。

　一方、近年トラウマケアにおいて「症状の治療」から「個人の成長促進」にフォーカスをあてた「リカバリーモデル」という概念が広まり、それとともに心理専門家に求められる役割も変化しつつある。これは、トラウマ体験後に失われがちな自己効力感を向上し、個人のレジリエンスを育成することで、トラウマ経験者自らが、復帰していくことを支援することの重要性を重視するものである。このパラダイムのもとでは、心理専門家にも個人のリカバリープロセスをサポートするための「場づくり」や、地域リソースとの連携を能動的に設計・推進する役割がより一層求められるようになっている。しかし現状では、そうした役割の変化にも対応しうる心理職・専門家へのサポート・継続的なトレーニングの場が極めて少ない。

　治療だけではなく、個人の成長促進にフォーカスしたトラウマケア・プログラムの中で、近年海外で注目を浴びているのが、アートなど非言語ツールを用いる表現セラピーの手法である。Johnsonら（2013）は、創造的芸術療法が「イメージ曝露、認知／ナラティブ再構成、ストレスマネージメント・スキル、レジリエンス強化、証言手法などの実証的に支持された治療的要素

による効果を示し、認知行動療法等と同様の治療要素を負うことが明らかになってきた」とする。さらに近年では、表現セラピーのもつ、「レジリエンス強化技法」がより大きな注目を浴びるようになっており、地域レジリエンス・プログラムで活用されることが増え、創造的活動はトラウマをもつクライアントにますます推奨される傾向にある。

1-2　イスラエルのアートセラピストとの連携

　トラウマケア／PTSD予防先進国イスラエルをはじめとする諸外国では表現セラピーがトラウマケアの一環として組み込まれている。イスラエルのトラウマケア／PTSD予防を行う施設であるIsrael Trauma Center for Victims of Terror and War（NATAL）では、アートセラピストがケアチームのメンバーとして、治療や地域のソーシャルサービス提供者の教育にあたっている。また、米国には、Trauma-Informed Practices and Expressive Arts Therapy Institute and Learning Centerが、修士・博士修了レベルのメンタルヘルスケア専門家に対して、トラウマケアのための基礎的な表現セ

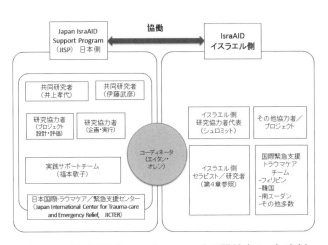

図1　一般社団法人JISPとIsraAIDとの関係（2015年時点）

ラピーのプログラムを提供している。一方日本では、トラウマケアに焦点を当てた表現セラピーの専門トレーニングは未だ存在しない。トラウマ経験者に対する表現セラピーは、専門性をもったセラピストによる安全性・感情調整のコントロールが行われないと、不安を増大させるなどの問題も起こりうる。震災直後、専門的なトレーニングを受けていない多くのボランティアが被災地でアートを使ったケアを提供したが、その中で、同時にそうした問題も浮き彫りになるケースもあった。そのため、専門的なトレーニングの創設が求められている。

2．本書の目的（ねらい）

　災害がいつおこるかわからないという状況のもとで、被災者および支援者のトラウマケア／リカバリーとPTSD予防のための専門的な人材養成が喫緊の課題である。そこで本書の第1部と第2部では、5年間の東北支援を通じて構築してきた経験とネットワークを基に、トラウマケア／PTSD予防の先進国イスラエルの専門家との連携により、心理・医療・福祉等の専門家向けにトラウマケアの新しい概念モデルであるリカバリーを標榜する「トラウマケア／リカバリーとPTSD予防の専門家養成・支援プログラム」の開発をめざした取り組みを紹介する。プログラム内容は、特に海外で「レジリエンス強化技法」として知られる「グループ表現セラピー」を根幹とし、イスラエルのアートセラピストと連携しながら日本の実情にあわせて設計・実施するものである。その活動を通して、今後、多職種のトラウマケアの専門家をネットワーク化し、フィードバックや結果データの蓄積により、プログラムを改良していき、現場につなげたいと願っている。これはトラウマケア／リカバリーとPTSD予防にあたる専門家の継続的な養成と支援者の支援を可能にすると信じるからである。

　その課題と並行しながら、『東北の声』プロジェクトで、個人の成長とコ

ミュニティの再生を目指して、被災体験の語りを記録し、広く紹介していくという活動の意義も大きい。

したがって、この本を作ろうと思った主な目的（ねらい）は次のとおりである。

第一に、日本で災害時・緊急時の心理教育プログラムの必要性を広く知らせることである。それは、イスラエルのアートセラピストとの連携による文化的な背景にも配慮した心理社会的ケアのアプローチである。そして、トラウマケア専門家養成の教育プログラムのなかにグループ表現セラピーが位置づけられることを期待する。特に災害の急性期以降のステージにおいても活躍することができる人材育成について提案したい。第1部と第2部でこの課題に取り組む。

第二に、東日本大震災の「語り」に基づく「苦労体験学」の構築が『東北の声』の資料を活かして求められるという課題に応えることである。本書の眼目は先に述べた第一の課題であるとはいえ、第3部では当事者の声、すなわち語り（narrative）に基づく癒やしの効果とその意義について明らかにする。この作業で鍵となる概念は「ナラティブ」と「心的外傷後成長（Posttraumatic Growth：PTG）」と「援助者セラピー原則（Helper Therapy Principle：HTP）」の3つのキーワードである。この課題は第3部で紹介する。

以上の二点を通して、JISPのトラウマケア／リカバリーとPTSD予防と専門家養成のための活動を広く紹介したい。日本での5年間の活動の歩みをふりかえり、我々の強みとともに不足点をも提示することになるだろう。

3．本書の構成

以上の目的のために本書は以下の構成になっている。

まず序章では、本書の企画の成り立ちの経緯、そして「ねらい」について

述べる。

本編は3部から構成されている。

第1部は東北被災者支援の体験からみたトラウマケア／リカバリーの今日的課題について、支援活動の軌跡を辿りながら述べる。

第2部はトラウマケア／リカバリーとPTSD予防のためのグループ表現セラピーの実際について、東北支援現場での体験と専門家養成ワークショップの参加体験者からの詳細な報告を記す。第4章 4-2〜4-7の各ワークショップのねらいや内容については、それぞれのセラピストの事前資料をJISPスタッフが翻訳し、それを基に、当日の実際の活動の流れを記述している。

第3部では本書のテーマに即した研究活動の一環として、苦労体験学の構築の端緒的な研究を紹介する。なお、これは2014年に和光大学で開かれたシンポジウム：「東日本大震災の「語り」に基づく苦労体験学の構築―心的外傷後成長（Posttraumatic Growth：PTG）の視点より」の特集論文のうち『東北の声』に関連する3論文を再録したものである。

あわせて、イスラエルのセラピストによるグループ表現セラピーのワークショップ参加者の感想などをコラムとして加えた。

第1部　トラウマケアの今日的課題

第1章　日本にトラウマケアの力を育てる
―東北復興支援におけるJISPの活動を通して―

エイタン・オレン

1-1　概観

2011年3月11日に発生した東日本大震災は、津波の被害と原子力発電所事故によって、東北地方にかつてないほどの大きなダメージを与え、多くの命を奪い、コミュニティの基盤を破壊した。直後から、日本政府や地方自治体、自衛隊その他多くの救援部隊やボランティアが、日本そして世界中から駆けつけ、公共衛生サービスや、施設・インフラを比較的早いスピードで再建していった。しかしそうした再建の努力は、身体的・物資的喪失に限ったものではなかった。短長期的な逆境を乗り越え、災害後の長期的な回復と成長を促進するためには、個人やコミュニティのこころの健康も大事な意味をもっていた。災害体験の心理的なインパクトは災害直後が一番大きく、その後1週間ほど続く。通常、そこから災害前の状況まで回復するのに1か月ほどかかる（この反応は「レジリエンス」と呼ばれる）。しかし、トラウマ的出来事を経験した反応は個人によって大きく異なる。ある人は、6か月から1年ほどで徐々に災害前の状態まで戻る（回復）。また6か月以上適応を見せたあと、ストレス反応を示す人もいる（遅発性）。さらにストレス反応が繰り返されるケース（再発型）、家族や友達、職場、家を失うなど、対処するには大きすぎる喪失を経験したために、ストレス反応から全く回復できない人もいる（遅延性の機能不全）[1]。

---

1) 災害自体のメンタルヘルスに対する負の影響に加え、世界保健機関（WHO）は、平常時に比べ災害後は軽度から中度、重度の有病率が上がると試算している。（加藤他, 2012, p. 18）

10　第1部　トラウマケアの今日的課題

　地震、津波、原子力発電所事故という3つの大きな災害は、大きな苦しみを人々に与えた。愛する人や財産を失い、死に近い出来事やその他多くのトラウマ的な出来事を経験した。また多くの人が今日にいたるまで放射線の恐怖を感じ、存在の安全を脅かされている。加えて、自衛隊や東京電力、警察、消防、沿岸警備隊、医師など、災害直後から被災地で支援活動に携わった災害支援活動従事者やケアワーカーも、広い範囲の災害関連のストレスにさらされてきた。

　ところが残念ながら、被災者へのメンタルヘルスケア・サポートは、長期間は続かない。厚生省と日本赤十字によって災害直後の2011年3月22日に結成された災害医療支援チーム（D-MAT）[2]も、私立病院の救援チームによるTMATも、災害地におけるヘルスシステムの回復を確認し、2011年末には被災地での支援活動を終了している[3]。

　しかし多くの人にとって、災害の心理的ショックと感情の傷つきは、2011年末で消えるようなものではなかった。実際、多くの研究が、被災地における心理ケアニーズに対する日本政府や地方自治体、NGOによる対応は、その範囲と影響度において限定的だったと結論づけている[4]。

　一方、被災地では不安や慢性疲労、抑うつ、混乱、アルコールやたばこ、ギャンブル依存などの深刻な症状が増えてきている[5]。2014年1月に発表された厚生省の研究は、震災の被害を受けた地域の子供のうち28%が不安と抑

---

2) Operation Rising Sun (2011). Team for HOPE (Tokyo: Impact Japan Foundation). 乗竹、2014からの引用。

3) ORS, 2011. 同様に、多くの団体がこのタイミングで被災地の心理的支援を終了している。

4) 当時、全国から精神科医、臨床心理士、その他の心理専門職の団体を含む、44のメンタルヘルス支援組織が、東北地方で心理的支援を必要とする人の治療に関わったにも関わらず、である。東日本大震災への対応―厚生省報告書（2012年12月）宮城県発行.http://www.pref.miyagi.jp/site/ej-earthquake/daisinsaikiroku-2.html;日本精神科病院協会は精神科スタッフをこの時期現地に送った。Yamazaki et al. "The Psychosocial Response to the 2011 Tohoku Earthquake", *Bulletin of the World Health Organization*, September 2011, 89:9. Accessed November 3 from http://www.who.int/bulletin/volumes/89/9/11-093997/en/;

5) Kotani et. al, (2013). Struggling with the fourth Disaster in Japan. *Journal of the International Association for Group Theory and Group Process.* **6** ,79-99.

第1章　日本にトラウマケアの力を育てる　11

うつに悩まされていると述べている[6]。各地域の専門家はトラウマの影に追われる子供たちのストレスへの対応に苦慮している。またいじめの急増も見られ、2012年から2013年にかけて、東北6県で報告されたいじめは6925件も増加したとの調査結果も報告されている[7]。

　さらに、この状況を難しくしているのが3つの社会文化的、そして社会構造的な壁である。まず1つ目として、日本では一般的にメンタルヘルスに対する捉え方が余りポジティブではなく、ケアが必要な人のサポートへのアクセスの遅れも目立つという点である。阪神淡路大震災後の研究では、震災後、長期にわたって心理的に影響を受けた人でも、必要な助けを求める行動を見せることが少なかったと報告している[8]。東日本大震災後も、精神医療の専門組織のリサーチに於いて、人々が助けを求める言葉を口にしたり、行動を見せたりすることは少なかったと述べられている[9]。例えば、2011年12月に宮城県と福島県に設立されたこころのケアセンターは、PTSD患者にコンサルテーションやサポートを提供し、ボランティアや支援者にワークショップを提供したが、多くの一般の人たちはセンターに訪れないままだったという[10]。小谷他（2013）は、「専門家のチームが被災地を訪れたときも、被災者たちは、自らが体験したトラウマについて多くを語ろうとはしなかった」と

---

6) Asahi Shimbun, January 27, 2014. Accessed November 1, 2014. http://ajw.asahi.com/article/0311disaster/analysis_opinion/AJ201401270047
　Japan Times, Mizuho Aoki, March 10, 2014.
7) この傾向は特に宮城県で、1000人中69.4ケースと高い割合で見られた。参考サイト：http://www.kahoku.co.jp/tohokunews/201410/20141017_11007.html
8) Goto T, Fujii S, Kato H: Community mental health after a catastrophic disaster: the psychological health, help-seeking, and traumatic experiences of Kobe residents 11 years after the earthquake. *Shinteki Torauma Kenkyu* 2007;3: 1-24 (Japanese).
9) Yamashita and Shigemura, "The Great East Japan Earthquake, Tsunami, and Fukushima Daiichi Nuclear Power Plant Accident : A Triple Disaster Affecting the Mental Health of the Country", in Katz and Panydya (Ed.), *Disaster Mental Health: Around the World and Across Time*, September 2013, p. 357.
10) East Japan Great Earthquake Disaster Response - Department of Health and Welfare Report (December 2012). Released by Miyagi Prefectural Government. http://www.pref.miyagi.jp/site/ej-earthquake/daisinsaikiroku-2.html

12　第1部　トラウマケアの今日的課題

述べている[11]。

　2つ目として東北地方特有の、否定的な感情を表に出すことをよしとしな
い文化的背景がある。仮設住宅入居者の間では、急性ストレス障害やパニッ
ク障害、せん妄状態、睡眠障害、そして不安症状などが多く見られたものの、
そうした気持ちが共有されたという記録は多くない[12]。こうした文化的規範
を背景に小谷らは「これまでのような伝統的な被災者の急性ストレス障害
（ASD）や、PTSDケアのアプローチは効果がなかった」と結論づけている[13]。

　3つ目は、地勢的な問題として、東北地方の（特に都市部ではない地域に）、
支援を提供し続けることが難しいという状況もあった。山崎他（2011）は、
他の地域から派遣された専門家チームによる支援を受けたとしても「精神科
や病院が十分にケアを提供することは不可能」と主張している[14]。

　こうして、社会的認知の不足、ストイックで我慢を重んじる文化的規範、
そして特に地方におけるPTSDやメンタルヘルスケアの専門家の不足が、被
災者の心理的回復のプロセスを妨げ、必要な人にケアを届けられない、とい
う結果を生んだのである。

　このような状況を受け、日本において災害直後の急性期に「心理的応急処
置（Psychological First Aid：PFA）」を提供できる心理専門家を増やす必要性

11）Kotani et al. 2013,7

12）Kim y. Great East Japan Earthquake and early mental-health-care response. Psychiatry Clin
　　Neurosci 2011：65:539-48; Suzuki Y, Kim Y. The Great East Japan earthquake in 2011：towrd
　　sustainable mental health care system. Epidemiol Psychiatr Sci 2011; 21:7-11.

13）Kotani et al. 2013,7

14）Yamazaki et al, 2011. こうした専門家不足は、災害後24時間以内に政府は災害対策本部を立ち
　　上げ、178の一人の医師と二人の看護師、独りの保健師からなる医療支援チームを被災地に送っ
　　たにも関わらず報告されている。See: The Japanese Association of Psychiatric Hospitals
　　dispatched psychiatric staff through these teams. Manabu Yamazaki, Yoshitake Minami,
　　Hajime Sasaki and Manabu Sumi, "The Psychosocial Response to the 2011 Tohoku
　　Earthquake", Bulletin of the World Health Organization, September 2011, 89：9. Accessed
　　November 3 from http://www.who.int/bulletin/volumes/89/9/11-093997/en/ In こうしたチー
　　ムに加え、厚生省や労働省は各地域で訓練された380の災害医療チーム（DMATs）を派遣した。
　　DMATsは救助活動や津波で病院に孤立した患者の輸送に従事した。

が叫ばれるようになった。このPFAは、一般的に8つのステージからなっている。まずPFAチームは(1)被災者に対応、あるいは接触を始め、(2)即時に当面の安全を拡大できるようにし、必要であれば身体的・感情的な慰めや安心を提供する、(3)感情的に圧倒されている被災者を落ち着かせ、必要な方向付けを与え、(4)ニーズと心配事を特定し、必要な情報を集め、PFAの活動を計画する、(5)直接的なニーズや心配事に対する実際的な支援を被災者に与え、(6)一次支援者とのコンタクトを確立し、(7)ストレス反応や苦痛に対応するための方法と適応を促進するための情報を提供し、(8)被災者を現在、あるいは今後必要になるサービスにつなぐのである[15]。JISPとそのトレーニングセンターであるJICTERが、このPFAの8ステージの最後を統合する役割としてグループ表現セラピーを活用したいと考えたのは、まさにこうした状況を背景にしている。

　しかし、なぜグループ表現セラピーなのだろうか。

　グループ表現セラピーは、個人とグループに「安全な場所」を提供し、非言語のアプローチにより、様々なコミュニケーションや共有を促進できる。危機的状況下でも、人々をストレスから解放し、個人や集団に力を与える役割を担うことができるからある。特にトラウマ的出来事の後に表現セラピーのテクニックとメソッドを活用することが効果的な理由の1つに、トラウマ的体験の後は、年齢を問わず「宣言的記憶」の機能である言葉にアクセスしにくくなる点がある。トラウマ的出来事を体験すると、特に言語を扱う脳のブローカ領域が影響を受け、トラウマに関して語ることが難しくなってしまうのである。事実、脳のPETスキャンをとると、トラウマ被害者がトラウマ体験を話そうとすると、ブローカ領域がシャットダウンするケースが多い

---

15)PFAはテロや災害後の子どもから思春期、大人、そして家族に対するエビデンスに基づくアプローチ。参考：Psychological First Aid-Fields Operations Guide, 2nd Edition, National Child Traumatic Stress
Network / National Center for PTSD, 2006. p. 19. Accessed from http://www.nctsn.org/content/psychological-first-aid.

14 　第1部　トラウマケアの今日的課題

ことが観察されている[16]。

　これまで述べてきた日本の社会文化的要素とメンタルヘルスにおける構造的な壁と、トラウマが人の脳や感情に与えるインパクトを考えると、災害後の支援活動においてトラウマケアや公衆衛生の専門家、メンタルヘルスの専門家チームによる、言語・非言語の両方を用いた統合的なトラウマケアシステムを組み入れることが効果的だと考えられる[17]。

　残念なことに、3・11の心理的インパクトはこれまできちんと語られることは少なく、災害の直接的被害に加え、社会心理的サポートの不足という問題は、人々にその後も影響を与え続けている。この「4つめの災害[18]」はPTSD予防と治療に関する核となるプランの欠如と、文化的背景による被災者の精神医療受容の低さと関係している。

　本書では、日本の各地域にトラウマケアの能力・機能を構築する必要性と、表現セラピーの効果を示すこと、そして関連する知識やスキルを伸ばしながらシステムを改善するために、地元と海外の関係者が緊密に協力体制をとることの重要性を伝えたいと考えている。

1-2　被災地のメンタルヘルス課題へのイスラエイドとJISPの対応

　イスラエイドは、災害発生4日後に最初のチームを被災地に派遣した[19]。最初期のニーズアセスメントで、被災地における心理社会的サポートへの強

---

16) Malchiodi, 2008.
17) 類似の観点については以下参照：Yamashita and Shigemura, "The Great East Japan Earthquake, Tsunami, and Fukushima Daiichi Nuclear Power Plant Accident : A Triple Disaster Affecting the Mental Health of the Country", in Katz and Panydya (Ed.), *Disaster Mental Health: Around the World and Across Time*, September 2013, 363.
18) Kotani et al. , 2013.
19) JISPは、災害地の緊急支援と長期的な回復支援を行う国際人道支援NPO／NGO団体イスラエイドを前身としている。2001年に設立されたイスラエイドは、21世紀に発生した主な人道支援の前線に、ほぼ常に最初に入り活動をしてきた。過去10年の間、イスラエイドは22を超える国の危機的状況に対応、5000人を超える地域の専門家にトレーニングを提供してきた。また、世界的に著名なセラピストとともに、この10年の間、プログラムの一貫として長期の心理社会的サポートを提供してきた。

い必要性と、同時に日本におけるトラウマケア支援のトレーニング不足が明らかとなった。PTSDやその他のトラウマ後のメンタルヘルスの症状は、戦争を体験した兵士においてよく見られるもので、戦場からの帰還後長い時間が経っても、戦争のトラウマを何度も再体験してしまう、等の症状で現れる。そして同様の症状は、ニューヨークの9・11のテロを目撃した人においても見られた。イスラエイドが設立されたイスラエルでは、何十年もにわたる戦争や、テロ、国民の義務となっている兵役、そしてロケット弾の波状攻撃によって、人口の多くがトラウマ的出来事にさらされてきた。結果として、イスラエルはPTSDやその他のトラウマケアのアセスメント、マネジメント、そして治療における世界の先進的リーダーの地位につくことになった。

　イスラエイドは、その体験と知識を活かしたアセスメント結果に基づき、東北の被災地にすぐに心理社会支援チームを派遣。被災地エリアの関係者や、自治体等の責任者と共に活動を始めた。しかし残念なことに、当初イスラエイドのコミュニティ支援活動はなかなか被災地に受け入れられなかった。そのような状況の中、2011年4月中旬、亘理（わたり）町の小学校で初めてのアートセラピーワークショップが行われ、参加した子供たちは「津波」「家」「希望」「幸せ」について自由に絵を描く場が提供された（HGPI Summit, 2012: 9）。この時のワークショップについて、イスラエイドの日本カントリーディレクターとして2011年から日本で活動をしていたヨタム・ポリツァーはこう振り返る。「まず子供たちは『津波』という言葉を黒いクレヨンで塗りつぶしていきました。また『家』という言葉に関しては、多くの子供たちが、津波が家に与えた衝撃を描いていきました。一方、『希望』については、津波前と同じ家を描くことが多く、『幸せ』という言葉については、笑顔・桜などが、多く描かれました」（HGPI Summit, 2012: 9）。ワークショップの後、子供たちが絵を描く様子を見ていた一人の先生が、イスラエイドのコーディネーター、セリア・ドゥンケルマンを抱きしめ、涙を流しながら、子供たちが感情を表現できる場を提供してくれたことに、感謝の気持ちを伝えてくれ

16 第1部　トラウマケアの今日的課題

た。他の地域の教師たちも皆、言葉にならないようなトラウマ的出来事を体験した子供たちが絵を通じて感情を表現したことに驚いていた。しかしその後、教師からの要望で開かれたワークショップでわかったことは、実は教師たち自身が、今も強いストレスの影響下に置かれ、自分たちの感情を表現する場所や手段を必要としていた、という事実だった。加えてこうしたワークショップを通じて、言葉だけではなく、絵やイメージ、シンボルの形で感情を表現できる表現セラピーが日本人の特性に向いていることもわかってきた[20]。亘理町の町長の斉藤邦夫さんはインタビューで、「イスラエイドのサポートのおかげで、人々の表情は以前よりずっと明るくなった。イスラエイドは人々の言葉にならない緊張と感情を解放してくれました」と述べている[21]。

　宮城県亘理町との接点ができて初めて、イスラエイドの評判は広がり、地域のパートナーとの信頼関係を構築することができた。宮城県岩沼市福祉課職員は語る。「最初、私たちがためらいを感じていたのは、イスラエル人のことをほとんど知らなかったからでした」。「亘理町でイスラエイドがおこなったワークの素晴らしさを聞いて、彼らの支援を仰ぐことに決めました」[22]。こうしてイスラエイドは、団体のもつリソースとノウハウをもって「ヒーリングジャパン」プロジェクトをスタートさせた。イスラエルのトラウマケアの専門家によって設計されたプログラムは、個人向けの直接的な治療提供を主な目的としていない。それよりも、被災地の支援や教育、メンタルヘルスケアに従事する専門家に向けて、これまで団体が培ってきた経験をシェアすること、そしてPTSD予防やストレス軽減のためのアクティビティや知識のつまった「道具箱」を提供することを目指している。震災後、イスラエイド

---

20) 乗竹（2013）からの引用。
21) Akasaka, Y. (2012). Israeli NGO Providing Trauma Treatment for the Tsunami Victims, *ALTERNA*, May 11.
22) "Israeli charity offers PTSD therapy to March quake survivors in Japan", *The Mainichi Daily News*, December 3, 2011.

はまず被災地の経験豊富な医師と、イスラエルのアートセラピスト、そして通訳とコーディネーターで構成されたチームで仕事を始めた。そしてその後ヒーリングジャパンのプロジェクトを立ち上げ、宮城県と福島県の7つの自治体でケアプログラムの提供を始めた。

ヒーリングジャパン・プロジェクトでは、過去5年間に、イスラエルのトラウマケアのエキスパートを1～3か月に1度の割で2、3週間日本に招いてきた。来日したセラピストはトラウマケアのフィールドで20～40年の間、様々なクライアントグループ、地域、施設に対してケアを提供してきた専門家である。

1-3 日本における心理社会的支援の課題と機会

日本の心理社会的支援に関して、これまでの日本や諸外国での活動を通じて、私たちは以下のような課題と機会を見出した。

1) 集団主義の文化

日本のような集合的社会では、感情は他の人と共有された経験の中に存在することが多く、個人の内部より人間関係の中に強いベースをもっている。内田他（2009）によると日本の文脈では、感情は自己と他者の関係性の査定を含む、複数の要因から生じることを示唆している[23]。一方、アメリカのような個人主義の社会では、感情は個人的な内省を通じて経験される。同じ論文の中で、アメリカ人が気持ちを聞かれると、自分を中心とした「私はうれしいです」という回答をしがちなのに対し、典型的な日本人は「私はこの幸せを他の人とシェアしたいです」というように答えることが多いと述べている。しかし悲しみや怒り、恐れなどの感情はどうだろうか。日本人の多くは、

---

23) Uchida, Y.; Townsend, S.S.M.; Markus, H.R.; Bergseiker, H.B (2009). "Emotions as within or between people? Cultural variations in lay theories of emotion expression and inference". Personality and Social Psychology Bulletin 35 (11): 1427-1438.

そうしたネガティブな感情を内に秘めたままにしがちである。前述の岩沼市の幼稚園の先生は、2011年7月のヒーリングジャパン・ワークショップに参加したあと、以下のようにコメントしている。

「日本では、若い頃から感情を見せるなと教えられてきています。弱さを見せるなと……。それは美徳でもあります。私たちは人の前では泣いたり叫んだりしません。でも、今日私はとても大事なことを学びました。一緒に泣いてもいいんだ、ということ。痛みを感じてもいいんだ、ということ。人が自分の中に留めておけるものにも限度がありますから」。

一般化することは難しいが、現代の日本においては、社会に迷惑をかけないこと、我慢や自己責任をとることが強調されている傾向がある。同様に否定的な感情を皆の前で見せたり、集団にシェアしたりするケースも稀である。こうしたなかで、今後課題となるのは、個人が否定的な感情もグループのなかでシェアできるような、安全な場所をつくることだと考えている。

2) 異文化性

イスラエルのトラウマケアの専門家とチームメンバーは、被災地支援において、上記の「集団主義的文化」に加え、もう1つ単純な壁にぶつかった。それは、私たちが「外国人だった」ということである。東北地方だけでなく、日本から見ても私たちは異文化から来た外国人であった。東北に駆けつけた他の国際協力団体と同様、イスラエイドチームはまず文化と言葉の壁にぶつかった。日本での強い支援基地がなければ、このエリアで心理的支援を行うことは事実上不可能であることは明らかだった。しかし、一度そうしたベースができてからは、実はこの「異文化性」が、日本文化や東北のエリアでの活動にとって、利点であることがわかってきた。特に心理社会的な支援活動のなかで、被災者が外国人の専門家の方により多くのことをシェアしてくれることが明らかになってきたのである。

3）能力構築

国連国際防災戦略事務局（UNISDR）は、災害リスク軽減（DRR）における能力開発を、「人々や組織、社会が、社会的、文化的に可能性を幅広く伸ばせる環境のなかで、長期にわたって組織的に自らの能力を刺激、高めていくことで、知識、スキル、システム、組織の改善も含む、社会、経済的なゴールを達成すること」と定義している[24]。ヒーリングジャパンの最初の3つのステージは、地域のパートナーたちと信頼関係を構築し、表現セラピーとグループ・ファシリテーション・スキルを提供し、PTSD予防のためのコーピングスキルとレジリエンス向上の機会を提供した。しかしながら、ヒーリングジャパンのプログラム評価・振り返りによると、プログラムに参加した地域の専門家や支援者たちは、その後実際にトレーニングで学んだツールを使うことをためらっていることが明らかになった。長期のトレーニングプログラム（60時間以上）も、地域のケア提供者が自信をもってトラウマケアに従事するには、まだ不足だった。結果としてJISPは、参加者にさらに長期の集中したコミットメントを求め、グループスーパービジョンと、現場への適用サポートにもフォーカスをあてたトレーニングセンターとして日本国際トラウマケア／緊急支援センター（Japan International Center for Trauma-care and Emergency Rellief：JICTER）の構想を始めた。

1-4 心理社会的アプローチ

1）イスラエイドのトラウマケアへの革新的なアプローチ
①オーダーメイドのプロジェクト

JISPは地域や組織それぞれの特別なニーズに対応するために、各エリアのパートナーとともに、文化的背景に合った、地域の人が主体となることができるプログラムをオーダーメイドで作成する。

24）United Nations, International Strategy for Disaster Reduction, Themes and Issues in Disaster Risk Reduction, p. 4.

②能力開発（キャパシティビルディング）vsサービスの直接提供

　JISPは、地域で活動するサービス提供者にスキルを与え、提供できるケアサービスを拡大することを活動の主眼としている。そのために、JISPは多様な「ケア提供者」、例えばコミュニティリーダー、地域自治体職員、NPO、災害支援者、そして学者や心理・精神医療従事者のトレーニングを行っている。

③理論・体験・仕事現場に即したトレーニング

　トレーニングの長期的なインパクトを高め、地域のサービス提供者による、現場への新しい情報の効果的な導入を促進するため、JISPは「理論によるトレーニング、体験をベースにした学び、そして現場に即した仕事上のガイダンスの提供」の3本柱のアプローチを行ってきた。

④コミュニケーションとピアグループ構築の促進

　JISPはジョイントトレーニング・セッションの実施、地域の結びつきを強化するための専門家のピアグループを構築し、モチベーションと専門性を高め、最終的には質の高い地元で維持できる社会心理的ケアのしくみを創造する。

⑤モニタリングと評価

　最後に、効果的で定期的なモニタリングと評価の一環として、現在のマイルストーンを評価し、必要があれば適切な修正を行う。その柔軟性とダイナミクスが、プログラムが現場での発展を反映し、効果と成功を導くカギだとも考えている。

2）表現セラピー

　近年、心理や医療、リハビリテーションの領域での、表現セラピーの認知が高まっている（Malchiodi 2005, 4）。教育やセラピーのツールとしてのアートは、人の創造性が、個人の内的世界と外的現実の間の対話を生み出すことができるというコンセプトをベースにしている。こうした目的に使えるアー

トには、ビジュアルアート、ムーブメント、ドラマ、音楽、文学、書くこと、そしてその多彩な組み合わせなどがある。アートを教育やセラピーに使うと、言語的表現と非言語のテクニックを結びつけることができ、個人が抱えている社会的な困難や発達的・感情的、そして認知的な課題を解決するサポートをしてくれる。創造的な活動は、個人の内的強さを育て、潜在能力を活かすことができるのである。

①アートセラピー

　感情と心理的表現に対する間接的で非言語的なアプローチであり、日本の文化における統合的パートでもある。よりよい未来をイメージするために想像力を使うことを可能にする。

②ダンスムーブメントセラピー

　ダンスムーブメントセラピー（DMT）は、ダンスとムーブメントを心理療法的に使い、感情的、認知的、社会的、行動的、身体的変化を促すために使う。

　DMTは、動きと感情は直接関係しており、身体と精神は互いに影響を与える1つのシステムであるという概念の上に成り立っている。

　溜め込んだストレスや感情を、身体的表現を通じて発散することができる。エクササイズやダンス、その他のムーブメントによるメソッドを通じて行われる。

③ドラマセラピー

　幅広い社会的役割や行動能力を養う効果的かつ創造的な手法で、演劇を用いたエクササイズを通して、間接的に感情や思いを伝える方法を学ぶことができる。

④ミュージックセラピー

　専門のトレーニングを受けた音楽療法士がファシリテートするグループの中で、相互的なプロセスとして行われ、グループアクティビティーとして表現能力や創造力、または健康増進を目指す。

22　第1部　トラウマケアの今日的課題

⑤ビブリオセラピー（読書療法）

　ビブリオセラピーは、物語を隠れた気持ちや感情を伝えることに使う。話を語ることと、創造活動をつなげることで、人々は新しく創造的な方法で自らを表現することができる。ビブリオセラピーは、詩、物語、おとぎ話、歌、クリエイティブ・ライティング、日記など様々な形の文章をセラピーのツールとして用いる。そうした活動が安全な場所をつくり、個人やグループ、そして様々な年齢のクライエントに対してセラピー的なプロセスを進行させることを可能にする。

エクササイズとアクティビティの利点と目指していること

　グループを、支援的で力を与えてくれる統合体として捉え、全てのエクササイズを通して感情表現と自己内省を可能にすることを目指している。創造的で支持的なグループ環境は、カタルシス、感情の表現、そして創造性の発達を可能にする。このことは、個人が脅威や喪失、困難を、間接的で楽しい方法で乗り越えることをサポートする。

　災害後に訪れる絶望感は人間の自己感覚を無くしてしまうが、創造や経験的体験は個人が自らの生活コントロールを戻す手助けになる。

⑥グループ・ファシリテーション

　グループは、社会的な学びを可能にし、アクティビティにおけるつながりを提供する。また、グループという「実験的な空間」で参加者は新しい役割を演じることができる。さらに参加者は、その新しい役割をファシリテーターやグループメンバーに受け容れられることで、自信を得ることもできる。またグループの参加者は、支援的なグループの雰囲気の中で互いから受けるフィードバックから多くを学ぶことができる。グループワークは、似た人たち、あるいは同じようなニーズやゴールをもった人のなかで最もうまく機能するとされている。

⑦ライフストーリー・インタビュー

　ライフストーリー・インタビューは、JISPの『東北の声』プロジェクト

の方法論的な基礎になる。ナラティブ心理学とオーラルヒストリーをベースにした「ライフストーリー」は、インタビュー対象にとても誠実な態度で行うインタビューのテクニックである。著名な学者であり、このJISPのプロジェクトのメンターでもあるアミア・リーブリッヒ氏がこの手法を開発、積極的に展開してきた。

ライフストーリー・インタビューは、歴史的・心理的側面を合わせもっている。ライフストーリーの歴史的側面は、個人の語りから集合的な物語が生まれることを意味している。個人の物語のもつ豊かな差異や、人の触感、あたたかさ、そして共感性が集合的な口述史を可能にする。ライフストーリーの心理学的側面は2つある。

1つは、個人が癒されるために自らの物語を語るという点である。日本での先行研究でも、被害者は自らの問題や辛さを誰かとシェアすることで、特にその心理的状況を改善することができると述べられている[25]。この文脈では、「ライフストーリー」は、個人に自らの物語をシェアする機会を提供する。それを語ることによって、被害者・支援者は自らの過去と距離を取ることができ、新しいレンズを通して自らの体験を振り返ることができるのである。2つ目は、個人は物語を語ることで記憶を残すことができるという点である。亡くなった個人や、既に存在しないコミュニティの記憶を残しておくために、個人が自らの知っている形でそこにあった生活を「証言」していく。そのプロセスの中で、インタビューを受けた人は、しばしば未来への洞察を得ていく。

25）中越地震の後のリサーチでは、自らが受けた被害や困難について他の人に話すことができなかった被害者は、話せた人に比べてその後心理的問題を抱える割合が高かった、という結果が出ている。Kuwabara H, Shioiri T, Toyabe S, Kawamura T, Koizumi M, Ito-Sawamura M, Akazawa K, Someya T: Factors impacting on psychological distress and recovery after the 2004 Niigata-Chuetsu earthquake, Japan: community-based study. Psychiatry and Clinical Neuroscience 2008; 62 : 503-507.

1-5 日本国際トラウマケア／緊急支援センター(Japan International Center for Trauma-care and Emergency Relief：JICTER) の設立へ

2011年からイスラエイド／JISPは、東北その他10都市以上で合わせて2000人以上の専門家に心理社会的スキルのトレーニングを提供してきた。JISPは、この活動を長期的な能力開発に拡大していくために、日本にトラウマケアと緊急支援のためのセンターを開設することとした。このセンターは、地域の専門家ネットワークがトラウマを体験した人々の支援を行えるようになるための長期的な集中トレーニングコース、また海外の被災地における緊急支援や被災地マネジメントのトレーニングやインターンシップを提供していくことを考えている。日本国際トラウマケア／緊急支援センター(JICTER) は3つのゴールを掲げている。

1) トラウマケアの能力開発

日本の専門家にPTSD予防のテクニック、表現トラウマセラピー、ストレスマネジメント、セルフケア、心理的ファーストエイドのテクニックを伝えることで、トラウマケアの能力向上をはかる。

2) リサーチ・プラットフォームの提供

日本や世界におけるJISPやイスラエイドのデータベースを用いて、コーピング、レジリエンス、ポストトラウマティックグロース（心的外傷後成長：PTG）などトラウマに関連する事象のリサーチ・プラットフォームを提供する。リサーチ部門は、これまで被災者やその支援者から得た何百ものインタビューや、「ストーリーテリング・プロジェクト」の数千のインタビューを活用していく。

3) コミュニティ緊急支援のサポート

JISPとイスラエイドチームの協働で、被災地コミュニティの緊急支援のサポートをする。このサポートは、心理社会的支援の専門家のコアチームを作ることで提供される。

さらに情報が欲しい方は、JISP＆イスラエイドのホームページをご覧いただきたい。 （いとうたけひこ、山崎和佳子訳）

JISPホームページ：www.jisp.org
イスラエイドホームページ：www.israaid.co.il
https://www.facebook.com/jisp.israaid

日本イスラエイド・サポート・プログラム（JISP）
〒980-0013 宮城県仙台市青葉区花京院2丁目2-68 高橋ビル401 JISP 宮城事務所
tel：022-722-8825 e-mail：contact@jisp.org

引用・参考文献

Akasaka, Y. (2012). "Israeli NGO Providing Trauma Treatment for the Tsunami Victims", ALTERNA, May 11. See: http://www.alterna.co.jp/8996

Goto, T., Fujii, S., & Kato, H. (2007). "Community mental health after a catastrophic disaster: the psychological health, help-seeking, and traumatic experiences of Kobe residents 11 years after the earthquake. *Shinteki Torauma Kenkyu*, 3, 1-24 (Japanese).

Mizuho Aoki. (2014). Japan Times, March 10

Kotani, H., Adachi, T., Nishikawa, M., Nakamura, Y., Hige, K., Hashimoto, K., Nishiura, K., Hashimoto, M., Hanani, T., Ishikawa, Y., Sasaki, H., & Ogimoto, K. (2013). "Struggling with the fourth disaster in East Japan", *Journal of International Association for Group Psychotherapy and Group Processes*, 6, 79-99.

Kuwabara, H., Shioiri, T., Toyabe, S., Kawamura, T., Koizumi, M., Ito-Sawamura, M., Akazawa, K., & Someya, T. (2008). "Factors impacting on psychological distress and recovery after the 2004 Niigata-Chuetsu earthquake, Japan: community-based study." *Psychiatry and Clinical Neurosciences* 2008; 62 : 503-507.

26   第1部　トラウマケアの今日的課題

The Mainichi Daily News, December 3, 2011. *"Israeli charity offers PTSD therapy to March quake survivors in Japan"*.

Malchiodi, C. (2005). (ed.), *Expressive Therapies*, Guilford Publications.

Malchiodi, C. (2008). "When Trauma Happens, Children Draw", *Psychology Today*, 2008. See: http://www.psychologytoday.com/blog/the-healing-arts/ 200805 / when-trauma-happens-children-draw-part-i

Miyagi Prefectural Government. (2012). *East Japan Great Earthquake Disaster Response-Department of Health and Welfare Report* (December 2012). http:// www.pref.miyagi.jp/site/ej-earthquake/daisinsaikiroku-2.html;

Noritake, R. (2014). "Surviving the Tsunami of Global Humanitarian Aid in Tohoku, Japan: "Foreign Enough-ness" and Locality in Disaster Relief Practice and Discourse.

Operation Rising Sun (2011). *Team for HOPE* (Tokyo: Impact Japan Foundation).

Uchida, Y., Townsend, S. S. M., Markus, H. R., & Bergseiker, H. B. (2009). "Emotions as within or between people? Cultural variations in lay theories of emotion expression and inference". *Personality and Social Psychology Bulletin* **35** (**11**): 1427–1438.

United Nations, International Strategy for Disaster Reduction, *Themes and Issues in Disaster Risk Reduction*,

Yamashita, J., & Shigemura, J. (2013). "The Great East Japan Earthquake, Tsunami, and Fukushima Daiichi Nuclear Power Plant Accident : A Triple Disaster Affecting the Mental Health of the Country", in Katz and Panydya (Ed.), *Disaster Mental Health: Around the World and Across Time*, 363.

Yamazaki, M., Minami, Y., Sasaki, H., & Sumi, M. (2011). "The Psychosocial Response to the 2011 Tohoku Earthquake", *Bulletin of the World Health Organization*, September 2011, 89:9. Accessed November 3 from http://www.who.int/bulletin/ volumes/89/9/11-093997/en/;

Kim, Y. (2011). "Great East Japan Earthquake and early mental-health-care response." *Psychiatry and Clinical Neurosciences* **65**, 539–48;

Suzuki, Y., & Kim, Y. (2011). "The Great East Japan earthquake in 2011: Toward sustainable mental health care system." *Epidemiology and Psychiatric Sciences*, **21**, 7–11.

第 2 章　トラウマケアにおける表現セラピー

岡本 悠、成田彩乃、津田友理香、片岡真紀、井上孝代

2 - 1　表現セラピー（Expressive therapy）の歴史

2 - 1 - 1 芸術の歴史

　表現セラピーに用いられるような、描画、ダンス、音楽といった種々の芸術は、古代の壁画や祭礼時の音楽、舞踊にはじまり、古くから人類の営みの一部であるとともに、心身の治療の一形態としても用いられてきた（McNiff, 1981, 1982；小野, 2005）。例えば、古代エジプト人は、精神的な病を患う人を、創作的活動（Artistic Activity）で励ましていたことが報告されている（Fleshman & Fryrear, 1981）。また、ギリシャ人は、演劇や音楽を、修復の道具（reparative properties）として用いてきたとされる（Gladding, 1992）。

　佐野（2006a）によれば、芸術をめぐる様々な議論は古代ギリシャまで遡り、芸術を単なる現実や過去の芸術作品の模倣に過ぎないとする立場や、模倣としての面はあるものの、人間による創造的な営みであり、作者の独自性・人間性・愛国心といった精神性を表現するものであるという立場があった。

　18世紀中頃に、ドイツの思想家Baumgartenによって「美学」という言葉が確立した。Baumgartenは、「美とは、人間に満足や快感を与える対象である」とし、ドイツの哲学者カントはその基本理念を引き継いだ。カントは、美とはある対象に意味付けや価値をつける働きであり、主観が反映されること、芸術における美の評価に際して、自然から与えられた美の記憶が関係することを指摘した。

　その後、カントの理論を支持したヘーゲルは、いかにして思想から解放さ

28　第1部　トラウマケアの今日的課題

れるのか、いかにして芸術は精神的生の一部となるのか、という2つの美学の基本的問題を提示した。この点について、芸術作品を直接的に研究しようとしたRieglは、芸術作品は、感情的・直接的・自然的・人間的諸関係の中に重要な一要素を見出すことであると述べ、客観的な美が、ある程度消失してしまうことは避けられないこと、芸術は存在するものの、単なる模倣ではないことを示した。このように、芸術については古くから様々な議論がなされてきており、芸術は創造的な営みであり、人間の様々な側面を映し出すものと考えられてきた。しかし、この時点では芸術とは何かに関する確固たる説はなく、芸術を治療に用いるという方向も見出されていなかった。

2-1-2　表現セラピーの歴史

　上記の通り、芸術は欧州を中心に発展を見せてきたが、表現セラピーの発展の場は、欧州からアメリカに移っていく。以下に、アメリカを中心に芸術を用いた精神医療の発展の歴史を概観する。

　佐野（2006b）に従えば、Naumburgらが発展させてきた芸術を用いた心理療法をアートセラピーと呼ぶのに対し、音楽や詩、ダンス、サイコドラマなどを使った療法は、「Creative Arts Therapy」「Expressive Therapy」と呼ばれることがある。JICTERのワークショップでは、絵画や粘土だけでなく、音楽、物語、詩、ダンス、サイコドラマなど様々な芸術的・非言語的表現を用いていることから、「Expressive Therapy」の邦訳にあたる「表現セラピー」（小野，2005）という用語で統一した。

　精神病院において、様々な作業が気晴らしになることは古くから知られていたが、芸術と精神の関連を示した代表的な先駆者は、Sade伯爵であったとされる。彼は、19世紀の前半に、シャラトンの精神病院を支配し、病院を見世物場にしていたCoulmier神父の指示で、患者たちに戯曲を演じさせており、「精神異常の治療法としての演劇」という演目も演じさせていたとされる。また、同時期に、様々な精神科医師の間で、回復期にある精神障害者

には芸術的活動性があること、作業は患者と臨床的に関わる機会になることが知られるようになり、大いに治療に取り入れられるようになっていった。

20世紀に入ると、上記のような作業は、作業療法、リハビリテーションなどと呼ばれるようになり、職業や生活のための訓練として取り入れられるようになっていった。その中で、作業という創造的な行為によって、自身に新たな発見を見出す、緊張の緩和や感情の起伏の抑制といったカタルシスを得られるといった治療的な効果が得られることが知られるようになっていった。

佐野（2006b）によれば、表現セラピーという心理療法の一形態が生まれたのもまた、20世紀に入ってからのことであった。フロイトは、芸術や描画の持つ臨床的な力に着目しており、芸術作品を解釈することで、作者の無意識的な力動の解釈が可能であることを示した。また、ユングも種々の芸術活動の治療的利点に気付いており、作品全体は集合的無意識が創り出したイメージであり、治療者はその作品の中の治癒力を持つ象徴を見出し、伝えていくことが治療的であると主張した。また、ユング自身、フロイトと決別した後の危機的な状態を、「建築遊び」や曼陀羅の描写を通して回復していったことは周知の事実である。

1920年代には、Lowenfeldによる世界技法やMorenoによるサイコドラマなど、演劇や創作活動が心理治療に取り入れられ始め、1930年代〜1940年代に入ると、言語的交流が難しく、精神分析的な心理療法が適用しにくい重篤な精神疾患患者への治療法が模索されていた。そのような中で、描画や音楽、動作などの非言語的な手法が有益である可能性が認知され、芸術家と心理療法家が協力して、アートを通した心理治療法が模索されはじめた。また、絵や粘土作品など、種々の表現セラピーでの創作物は、無意識の葛藤を反映したものであるという考えに代表されるような、精神分析的な理論をベースとした表現セラピーも発展を見せていた。

1940年代〜1960年代に、アメリカにおいてアートセラピーの発展に貢献したのはMargaret NaumburgとEdith Kramerであった。Naumburgは、子

どもの本能である無意識からなる精神的な活動こそが人生に大きな役割を果たすと考え、自身もフロイト派、ユング派の教育分析を受けた上で、精神分析的な理論をベースにしたアートセラピーの実践・研究を行った。フロイトが言語を用いた自由連想法で無意識を明らかにしようとしたが、Naumburg は、自由連想的に絵を描くことを求め、その中に無意識的な空想、抑圧された葛藤が投影されるとし、描いた作品を自分自身が見ることで、そのイメージ（象徴言語と呼ばれる）を保持しやすくなるとも主張し、こうした創作活動のなかで、次第に自分への理解が深まっていくのだとした。また、その際に、芸術的な美を求めるのではなく、あくまで「象徴言語」を求めることが重要であると考えていた。

　Kramerは、ウィーンで絵画を学び、ナチスからの避難民の子どものための芸術クラスを開講していた。そのなかで、彼女は、心の傷を負っている子どもたちにも、創造的な表現をする力が残されていること、創造的行為を行うこと自体が治療的であることを確信していった。Kramer自身、ナチスの迫害によってハンガリーからアメリカに亡命した後は、ニューヨークのスラム街の情緒障害児を対象とするアートセラピーの実践やアートセラピーのトレーニング・プログラムの開設に力を注いだ。Kramerも、Naumburg同様精神分析的理論に依拠したが、絵画を解釈するのではなく、絵を完成させるプロセスの中で、フロイトの言うところの「昇華」が起きること、すなわち、抱えている葛藤や無意識的な欲求を、創作活動という行動に転換させることが重要であると考えた。

　このようにして、アメリカでのアートセラピーは発展を始めたが、その後も黒人の公民権運動、キューバ危機、ベトナム戦争などの時代背景の中でアートセラピーは更に発展を見せ、1969年にはアメリカ・アートセラピー学会が設立された。1970年代に入ると、大学院・大学教育やトレーニング・プログラムも発展し、1980年代に入ると、Natalie Rogersによるパーソンセンタード・表現アートセラピーが確立するなど、表現セラピーが心理療法の一

第2章　トラウマケアにおける表現セラピー　31

形態として確立していった（小野，2005）。そして、1994年には、国際表現セラピー学会が設立され、欧米や、今回コラボレーションしたイスラエルなどを中心に表現セラピーは国際的な広がりを見せており、重篤な精神病患者だけでなく、情緒的葛藤の強い神経症圏に位置する人々、一般の、表現セラピーに関心を持った人々、そしてトラウマの問題を抱えた人々など、幅広く適用されている。

2-2　表現セラピーとは

2-2-1　一般的な効果とメカニズム

　表現セラピーは、「絵やコラージュ、粘土や造形といった視覚（ビジュアル）アートや、身体を使った表現、声や音楽、詩や散文、物語を書く、ドラマを演じるなど、様々な表現を用いる統合的な芸術療法である」（小野，2005）などと定義されている。

　表現セラピーの一般的な治療機序として、Malchiodi（2005）や小野（2005）は、①想像力、②自己表現、③集団活動への参加、④心と身体の繋がりの回復の4つの独自の視点を与えると述べている。

　①想像力については、表現や創造的な活動に没頭することで雑事が頭を離れていき、人が自己の内的資源（リソース）に触れ、人間に本来備わっている人生を楽しむ能力、遊び心、喜び、躍動、興味、好奇心、新鮮な驚き、といったものを再び取り戻す機会が与えられるとされる。すなわち芸術活動を治療に用いることで、想像力の使い方の幅を広げ、個人の変化や自己決定、自己回復をするための適切な方法を見つけたり、開発したりすることを促すことができる。②自己表現については、表現した作品には自分や人生を映し出されるため、作品を作るプロセスを通して、自分の存在や自分の人生の意味や意義を見出していく作業が行われ、③集団活動への参加によって、世界と交流し、世界を発見し、それを他者と分かち合う行為や作品や表現から生まれる対話や他者との分かち合いを通じて、より豊かな意味が見出される。

32 第1部 トラウマケアの今日的課題

④心と身体の繋がりについては、音楽、アート、ドラマ、プレイセラピーは心的外傷後ストレス障害やトラウマに残るような記憶の表現を改善することが示されているように、神経科学の知見からも、心と身体の関連を重要視する表現セラピーの潜在的な、特に感情障害の分野、ストレス障害、そして身体疾患に対する効力が注目されている。

2-2-2 表現セラピーにおける治療者の態度

表現セラピーにおける治療者の基本的態度は、相手の中にある創造性や治癒力を信じ、受容的な態度でクライエントに付き添うことであり、治療者の適切なサポートによって、現実に支配された心の中に「柔軟性」や「みずみずしい感受性」そして自ら癒していく潜在的な力を引き出すことができるとされている（小野，2005；関，2008）。こうした態度を基本としながらも、表現セラピーは対象者や目標に応じて、2つの立場が存在する。

1つは、芸術の持つ癒しの力そのものに注目していく立場である。他者から評価されない中での、自分自身のための芸術的行為は、生きることそのものの表現となり、あらゆる感情、思いを表現することが可能となる。そのためには、治療者は、アーティストとしての側面からクライエントに共鳴しながら、クライエントを勇気づけサポートしていく必要がある（関，2008）。

もう1つの立場は、精神分析や発達理論などを基盤としたものであり、アーティストというよりも、治療者としての側面が強い。芸術を通して表現されたものや表現している自分を客観的に見つめることで、自分自身がとらわれていた固定観念や防衛の仕組みに気づき、そこから自分を解放することが可能となる。また、創作のプロセスにおいて治療者やグループからサポートされたという体験、様々な感情を聴いてもらい受け入れてもらう体験、シェアリングを通しての気づきなどは、本当の自分を取り戻す大切な力となる（関，2008）。

表現セラピーには、先述のとおり、絵画や粘土だけでなく、音楽、物語、

詩、ダンス、サイコドラマなど様々な媒体が存在するが、それぞれの手法の適性やセラピスト、クライエント、環境、そして目的に応じて、各々独自の特性や役割が異なる（Malchiodi, 2005）。表現セラピーは様々な芸術的なアプローチの独自の力、作用、癒しが合わさっているため、異なるアプローチとの出会いにより、自分のさまざまな面が違った角度から引き出され、気づきが深まる可能性がある。セラピストにとっても、自分の専門領域以外のものに触れることにより新たな視点やアプローチを取り入れることができ、異なるアプローチのセラピストと協力し合うことで、セラピーの幅と深さを広げることができるとされている（関, 2008）。

2-2-3　日本での現状

　日本では、1968年に発足された日本芸術療法研究会が発展した日本芸術療法学会が1973年に設立されている。同学会では、2015年現在、47回の大会を開催しており、芸術療法士という民間資格を認定している。また、『日本芸術療法学会誌』という学会誌も発行し、症例研究を中心に、多くの研究がなされている。一方、多くの臨床心理士が加入する日本心理臨床学会が発行している『心理臨床学研究』においては、「芸術療法」、「表現セラピー」についての研究はほとんどなされていない。筆者が調べた限り、検索サイトCiNii（サイニー）において、「芸術療法」というキーワードの検索結果が670件であるのに対し、「心理臨床学研究　芸術療法」というキーワードの検索結果は、わずか5件であり、臨床心理士の間で表現セラピーが十分浸透しているとは言い難いのが現状である。

　小野（2005）によれば、表現セラピー自体の取り組みは、日本ではまだ始まったばかりであり、アートセラピー等のトレーニングを海外で受けた者たちが、病院やクリニック、老人施設、地域センター、学校や大学、そして各自の講座やクラスで実践しているものの（たとえば、「アップコンセプトの活動など）、その数はまだ多くないのが現状である。また、その際、自己洞察を

深める目的よりも、アート制作の楽しさを味わう、一緒に楽しい時間を過ごす、といった目的で導入されることが多いとされる。

関（2008）によれば、日本において、アートセラピーの大学院レベルのトレーニング・プログラムは開設しておらず、アートセラピーを系統的に学ぶ機会がないのが現状である。ミュージック・セラピーも、日本での社会的認知は年々高まってはいるものの、心理療法としての高度なトレーニングを要するミュージック・セラピーの実践はまだ発達途上の段階であるとされる。ダンス・アンド・ムーブメントセラピーについては、アメリカダンス・アンド・ムーブメント・セラピー協会認定プログラムを修了した者はわずかであり、トレーニングセミナーの数も少ない。日本におけるダンス・アンド・ムーブメント・セラピーの普及に努めている日本ダンス・アンド・ムーブメント・セラピー協会は数年前より、ダンス・アンド・ムーブメント・セラピストの資格制度を発足させ、認定および講習会の開催を担い始めたところである。

そのような状況の中での数少ない実践例のひとつとして、村本邦子は、1990年に「社会にひらかれた心理臨床」を志して、女性ライフサイクル研究所を創設している。この研究所では、DVや虐待によるトラウマ影響を理解し、トラウマを乗り越えるレジリエンス（復元力）を引き出す心理的援助を提供している（http://www.f-lifecycle.com/about/, 2016年1月24日閲覧）。同研究所が発行する年報の中で、下地（2009）はダンス・アンド・ムーブメントセラピーの取り組みを紹介している他（http://www.f-lifecycle.com/info/2009/11/000119.php, 2016年1月24日閲覧）、西（2014）は、DV被害者支援・支援者支援活動として、アートセラピーを定期的に活用していることを報告している（http://www.f-lifecycle.com/essay/dv/, 2016年1月24日閲覧）。

以上のように、総じて、日本における表現セラピーの浸透は発展途上であり、トレーニングを受ける機会が少ないのが現状である。一方で、昨今では災害や犯罪事件が多いため、アートセラピーのニーズは今後高まることが予

第2章　トラウマケアにおける表現セラピー　35

想されるため、表現セラピーのセラピスト養成プログラムの確立とセラピストを増やすことが求められると考えられる。

2-3　トラウマ／PTSDとは

2-3-1　トラウマ概念の歴史的変遷

「トラウマ」という言葉自体は、ギリシャ語における「傷」「貫く」という言葉が語源であるとされているが、本邦では心的外傷などと訳されることが多い。「トラウマ」は、過剰な恐怖や生命への脅威を感じるあまり、折り合いをつけることができない体験に対する心と神経系の反応をさすとされる（Babette, R., 2011）。

精神医学という学問の中で、最初にトラウマの問題が記述されたのは19世紀初頭のことであった。当時は鉄道が普及し始めた時代であったが、その鉄道が引き起こす大事故の体験者が示す心理的な症状のことを「鉄道脊椎（railroad spiral）」と呼んだことが、トラウマという概念の始まりであったとされる（金, 2012）。この「鉄道脊椎」という概念自体は、その後、事故の補償に議論が移ったこともあり、精神医学の舞台からは姿を消し、トラウマは、詐病、「偽りの記憶」などと記述され、懐疑的な視線が注がれることとなった。

同時期に、サンペトリエール病院の院長であり神経学者であるCharcotは、「類催眠状態」という概念を用いて、ヒステリー症状が過酷な体験の結果として生じると主張した。このヒステリーについての研究は、Charcotの弟子であるJanetが引き継ぐ形でさらに展開していったが、Janetと同時期にトラウマについての研究を行っていたのが、フロイトであった。フロイトは、ヒステリー症状の原因となる出来事として幼少期の性的虐待があると主張した（Freud, S., 1896a/1962）。しかし、この理論は当時は受け入れられず、最終的には自らこの理論を放棄し、有名な精神分析理論の数々を展開していくこととなった。このように、大きな事故、性的虐待など、現実に起きた衝撃的な出来事によって、現代で言うトラウマ反応が生じることは19世紀から主張

されてきてはいたが、その説が定着するには至らなかった。

20世紀に入ると、ドイツの神経学者Oppenheimによる『外傷神経症』、Myersによる『シェルショック（砲弾神経症)』など、戦争を経験した兵士に見られる症状として、トラウマの概念は再び注目を集め始めた。そして、第一次世界大戦に参加した兵士たちの診療に従事したKardiner (1941) は、その後の第二次世界大戦での臨床経験もふまえて、"The Traumatic Stress"（「戦争トラウマ神経症」）を著した（西澤, 1999）。Kardinerが定義したトラウマ症状は、トラウマに関する現代医学および臨床心理学的な理解の中心的な要素を包括していた。

PTSDという診断がDSMに掲載されたのは、DSM-Ⅲに移行した時のことである。これにより、それまで個別に記載されてきた被虐待児症候群、レイプトラウマ症候群などが、PTSDという診断の元に統一された。しかしながら、この診断基準はKardinerによるベトナム退役軍人に関する研究や強制収容所のサバイバーに関する研究（Krystal, 1968）、重度の火傷を負った被害者に関する研究（Andreasen, Norris & Harford, 1971）など、限られた研究を基に作成されたため、偏りは大きいものとなった。これにより、PTSDの診断分類は過度に単純化され、人間のトラウマに対する複雑な反応を捉えていないのではないかという批判が強まっていったのである。

2013年、DSM-Ⅳ-TRからDSM-Ⅴへの移行がなされた。先述したように、DSM-ⅢにPTSDの診断が登場してから、その診断については批判検討が繰り返されてきた。この第5版では、これまで診断を行う上で曖昧さを残してきた基準を大幅に変更しており、より精緻な診断を可能にしている。ここでは、それらの変更点とともに各診断基準を概観していく。DSM-Ⅴでは、成人の場合と6歳以下の場合とで、診断基準を分けて掲載しているが、本章では主に成人を対象にした場合を見ていく。

2-3-2　トラウマティックストレスと PTSD について

　PTSD を引き起こしうるほどの強いストレッサーのことを、トラウマティックストレスないし単にトラウマ体験と呼ぶことが多いが、その前提には、①PTSD を引き起こすようなストレスとより穏やかな形のストレスとの間には類似性がある、②PTSD の原因となる出来事は異常な状況であり、直後に生じる反応自体は正常なものである、③ストレス体験直後に起きる反応が、なんらかの経過をたどって慢性 PTSD になるということがある。

　そのような前提に立って、Green, B. L.(1990) は、トラウマティックストレスの一般的次元として、以下の7つを提案した。①自己の生命と身体の完全性に対する脅威、②ひどい身体的損傷あるいは傷害、③故意による傷害あるいは暴行を受けること、④グロテスクな体験、⑤愛する人への暴力を見ること、あるいは知ること、⑥有害物質に曝されていたと知ること、⑦他者の死あるいはひどい傷害の原因に自分がなることである。

　また、DSM-Ⅴの診断基準 A を見ると、「実際にまたは危うく死ぬ、重症を負う、性的暴力を受ける出来事への、以下のいずれか1つ（またはそれ以上）の形による曝露」と、具体的な出来事として、トラウマティックストレスを同定している。さらに、本人が実際に見聞きした体験や近親者、友人の体験を見聞きした体験に対象を限定し、TV のニュース映像などメディアを介して見聞きした出来事は、PTSD 診断の基準外とされている。

　そのようなトラウマティックストレスへの反応としては、①情緒的あるいは認知的経験（例えば不安、パニック、麻痺、混乱など）、②観察可能な行動、症状（転換、動揺、昏迷）、③精神作用あるいは機能（例えば防衛など）の三種類が挙げられ、①～③はしばしば混在するとされる。また、DSM-Ⅴの診断基準 E においては、自律神経の興奮による驚愕反応、集中困難、不眠、症状などが挙げられているが、トラウマ体験直後に自律神経の興奮によって引き起こされる行動は、生命を守る上で非常に重要であり、むしろ適応的であるといえる。このような身体の反応性は、トラウマ的出来事が収束を見せても

38　第1部　トラウマケアの今日的課題

なお、しばらくの間は継続される。

　上述のように、トラウマティックストレスを経験した直後に、強い不安や
パニックといった強い情緒的体験をすることや、自律神経の興奮に伴う身体
症状を呈することは、むしろ生命を守る上で適応的であるが、危険が最早
去った後でも、1か月以上にわたって継続しており、社会的生活にも支障を
きたしているような場合、PTSDとして診断される。行動論的には、症状自
体は正常に学習された反応であるが、PTSDではそれらの反応が適切に消去
されていない状態であると考えられており、PTSDは本質的に精神的トラウ
マ体験からの回復の失敗であり、回復は常に可能と考えられている。表1に、
DSM-Vの診断基準を示す。

表1　PTSDの診断基準

DSM-Vにおける心的外傷後ストレス障害の診断基準
A―実際にまたは危うく死ぬ、重症を負う、性的暴力を受ける出来事への、以下のいずれか1つ（またはそれ以上）の形による曝露：
(1)　心的傷害の出来事を直接体験する。
(2)　他人に起こった出来事を直に体験する。
(3)　近親者または親しい友人に起こった心的外傷的出来事を耳にする。家族または友人が実際に死んだ出来事または危うく死にそうになった出来事の場合、それは暴力的なものまたは偶発的なものでなくてはならない。
(4)　心的外傷的出来事の強い不安感をいだく細部に、繰り返しまたは極端に曝露される体験をする。 注：基準A(4)は、仕事に関連するものでない限り、電子媒体、テレビ、映像、または写真による曝露には通用されない。
B―心的外傷的出来事の後に始まる、その心的外傷的出来事に関連した、以下のいずれか1つ（またはそれ以上）の侵入症状：
(1)　心的外傷的出来事の反復的、不随意的、および侵入的で苦痛な記憶。 注：6歳を超える子どもの場合、心的外傷的出来事の主題または側面が表現された遊びを繰り返すことがある。
(2)　夢の内容と感情、またはそのいずれかが心的外傷的出来事に関連している反復的で苦痛な夢。 注：子どもの場合、内容のはっきりしない恐ろしい夢のことがある。
(3)　心的外傷的出来事が再び起こっているように感じる、またはそのように行動する解離症状。（このような反応は1つの連続体として生じ、非常に極端な場合は現実の状況への認識を完全に喪失するという形で現れる） 注：子どもの場合、心的外傷に特異的な再演が遊びの中で起こることがある。
(4)　心的外傷的出来事の側面を象徴するまたはそれに類似する、内的または外的なきっかけに曝露された際の強烈なまたは蔓延する心理的苦痛。
(5)　心的外傷的出来事の側面を象徴するまたはそれに類似する、内的または外的なきっかけに対する顕著な生理学的反応。

第2章　トラウマケアにおける表現セラピー　　39

C—心的外傷的出来事に関連する刺激の持続的回避、心的外傷的出来事の後に始まり、以下のいずれか1つまたは両方で示される。

(1) 心的外傷的出来事についての、または密接に関連する苦痛な記憶、思考、または感情の回避、または回避しようとする努力。

(2) 心的外傷的出来事についての、または密接に関連する苦痛な記憶、思考、または感情を呼び起こすことに結びつくもの（人、場所、会話、行動、物、状況）の回避、または回避しようとする努力。

D—心的外傷的出来事に関連した認知と気分の陰性の変化、心的外傷的出来事の後に発現または悪化し、以下のいずれか2つで示される。

(1) 心的外傷的出来事の重要な側面の想起不能。（通常は解離性健忘によるものであり、頭部外傷やアルコール、または薬物など他の要因によるものではない）

(2) 自分自身や他者、世界に対する持続的で過剰に否定的な信念や予想。

(3) 自分自身や他者への非難につながる、心的外傷的出来事の原因や結果についての持続的でゆがんだ認識。

(4) 持続的な陰性の感情状態。

(5) 重要な活動への関心または参加の著しい減退。

(6) 他者から孤立している、または疎遠になっている感覚。

(7) 陽性の情動を体験することが持続的にできないこと。

E—心的外傷的出来事と関連した、覚醒度と反応性の著しい変化、心的外傷的出来事の後に発現または悪化し、以下のいずれか2つ（またはそれ以上）で示される。

(1) 人や物に対する言語的または身体的な攻撃性で通常示される、（ほとんど挑発なしでの）いらだたしさと激しい怒り。

(2) 無謀なまたは自己破壊的な行動。

(3) 過度の警戒心。

(4) 過剰な驚愕反応。

(5) 集中困難。

(6) 睡眠障害。

F—障害（基準B, C, DおよびE）の持続が1か月以上。

G—その障害は、臨床的に意味のある苦痛、または社会的、職業的、または他の重要な領域における機能の障害を引き起こしている。

H—その障害は、物質または他の医学的疾患の生理学的作用によるものではない。

いずれかを特定せよ

解離症状を伴う：
症状が心的外傷後ストレス障害の基準を満たし、加えてストレス因への反応として、次のいずれかの症状を持続的または反復的に体験する。

1. 離人感：自分の精神機能や身体から遊離し、あたかも外部の傍観者であるかのように感じる持続的または反復的な体験。

2. 現実感消失：周囲の非現実感の持続的または反復的な体験。
注：この下位分類を用いるには、解離症状が物質または他の医学的疾患の生理学的作用によるものであってはならない。

該当すれば特定せよ

遅延顕症型：
その出来事が少なくとも6か月間（いくつかの症状の発症や発現が即時であったとしても）診断基準を完全に満たしてはいない場合。

40　第1部　トラウマケアの今日的課題

2-3-3　神経科学から見たトラウマ

　大脳のうち、トラウマの問題と関係が深い座位は、大脳辺縁系の扁桃体と海馬であると考えられている。扁桃体は、感覚情動処理にも関わりが深く、潜在的な危険性を察知すると、大脳皮質を経由することなく、闘争―逃走反応に代表されるような、防衛反応を可能にする座位である。一方の海馬は、出来事を時系列に記銘し、大脳皮質にその情報を伝える役割を持ち、記憶の整理や想起に関わっている。

　トラウマ体験に出合った際、扁桃体がその危険性を察知することで、その場から逃げる、身をかがめるといった防衛反応を素早く起こすことが出来る。しかし、その際に大量のアドレナリンやノルアドレナリンが放出されることによって海馬の活動は一時的に停止しており、トラウマ体験の出来事が正常に時系列に沿って記銘されず、大脳皮質にも情報が正しく送られないことがある。ここで、扁桃体の活動を停止する役割を大脳皮質が担っているため、扁桃体はその活動を停止することができず、トラウマ体験に対する警戒反応が継続し、海馬による適切な記憶の処理も滞った状態が継続してしまう。また、トラウマ体験は、中枢神経系にも影響を及ぼすことが知られており、感覚神経系や運動神経系も過剰に反応した状態が続き、筋肉の収縮、麻痺、心拍数の上昇といった不安や恐怖の感情に関連した生理的反応も持続すると考えられる。

　PTSD患者の大脳に関する影響についての研究もなされており、北山（2010）によれば、①海馬の容積が減少する、②脳梁の断面積が減少する、③大脳皮質の内、前部帯状皮質の形態と機能に異常が認められるの三点があるとされる。しかし、このうち、①については、トラウマ体験によって海馬の容積が減少するのではなく、元々海馬の容積が小さい者がPTSDを発症しやすいという、海馬の容積の小ささが、PTSDを重症化、遷延化させる要因であるとする立場もあり、更なる研究が求められている。

　以上のように、扁桃体の過剰な活動の継続と海馬による記憶の整理の滞り、

中枢神経系の過剰反応の継続がPTSDの諸症状の基盤にあると考えられる。また、海馬の容積の萎縮や脳梁の断面積の低下は、トラウマ体験をした人にしばしば見られる、体験の語りづらさ、体験と感情の乖離の基盤にあると考えられる。

2-4　トラウマケアの現在

2-4-1　トラウマ支援の全体像

　災害や事件、事故などのトラウマティックなイベントが生じた際、被害者の心の内はもちろんのこと、その周囲にいる人や、支援者に、サバイバーズ・ギルド、二次的な外傷や共感疲労、燃え尽き現象といった、強い感情の動きが生じることは広く知られている。同時に、セルフケアの重要性や支援者支援が重要であることも周知の事実である。こういった現象について、宮地（2007）は、"重力"、"風"といったメタファーを用いて包括的に描いている。

　宮地（2007）によれば"重力"とは、PTSDの症状を含むトラウマの問題に伴う心理的苦痛そのものを意味しており、災害などの際に生き残った者に見られる罪悪感であるサバイバーズ・ギルドも該当する。"風"は、被害者と、周囲の人との間に吹き荒れる、対人関係上の混乱・葛藤を意味しており、被害者同士の羨望、怒り、嫉妬といった感情、被害者から支援者に対する過度の理想化とこき下ろしに代表されるアンビバレントな感情などが含まれる。一方の支援者にも"重力"や"風"は働いており、被害者によって振り回される、加害者と被害者との間で生じていた虐待的関係の再現が生じる、自分自身の過去の外傷的な体験に由来する問題に苦しむといったことも生じる。共感疲労や、二次的な外傷の問題がこれに該当する。また、支援者同士の間にも、"風"は吹いており、「誰が一番その人の苦しさを分かってあげられているか？」という、いわば共感競争や、被害者に、より同情的な支援者グループと、より懐疑的・批判的なグループにスプリッティングしてしまうようなことも生じる。

2-4-2　PTSD治療法の現在

米国を中心とした諸外国では、戦争トラウマを始めとした治療法が発展し、後にさまざまなトラウマを抱えた人、災害被害者、虐待・暴力被害者、そして、犯罪被害者等へと対象者が拡大し、その有用性について論議されてきた（金，2012）。前述のように、PTSDの概念が広範囲であることから、その治療は、発症年齢、ストレッサーの性質、症状の程度、精神疾患との合併の有無、レジリエンスの程度等によって治療プロセスや所要期間は様々である。また、成人か児童か、急性か慢性か、対象者の属性によって介入のアプローチが大きく異なるため、治療者がその複雑な症例に対応しうるための教育訓練は必須である。そしてPTSDは、他の精神疾患と同様に、社会生活や人格形成に密接に関わるものであり、精神科医、心理士、ソーシャルワーカー、相談員など多種多様な職種が関わって予防や治療に当たっている。さらには、被災地支援での現場や虐待・DV等の報告件数が増大（内閣府，2015；厚生労働省，2015）している地域社会においては、その役割は大きい。

英国の国立医療技術評価機構（NICE）やアジア（APA）のガイドラインによれば、欧米では、成人のPTSD治療として、トラウマに焦点をあてた認知行動療法が最も推奨されている。具体的には、持続エクスポージャー法（Prolonged Exposure Therapy）、認知処理療法、認知療法、ストレス免疫訓練が該当し、特に、持続エクスポージャー法の効果は国際的にも、本邦においても認められている（飛鳥井，2011など）。また、認知行動療法よりもエビデンスは弱いものの、眼球運動による脱感作と再処理（EMDR；Eye Movement Desensitization and Reprocessing）も、その有効性が認められている。

その他にも、臨床心理士による災害後の支援の一方策として、富永（2009）による動作法に基づくストレスマネジメントの実践が報告されている。心身の疲労回復のため、全身の弛緩を行うというアプローチである。統計的なエビデンスはないものの、学校現場を中心に活動の幅を広げている。

以下に、国際トラウマティックストレス学会が発行する「PTSD治療ガイ

ドライン」（エドナ・B・フォア，テレンス・M・キーン他著，飛鳥井監訳，2013）
に基づいて、現在のPTSDの治療に関する概略を述べる。尚、薬物療法およ
びリハビリテーションについての有用性、早期介入の必要性についても論じ
られているが、本稿では、紙面の都合上、3か月以上症状が持続している
PTSDの心理療法に焦点を絞る。

①持続エクスポージャー法（Prolonged Exposure）

　認知行動療法の一種であるが、エビデンスが最も確立されたPTSDの治療
法であり、米国、英国もしくはオーストラリアで発行されている治療ガイド
ラインでも同様な結果が得られている。

　持続エクスポージャー法では、不安階層表の作成を行い、イメージ（想像）
曝露、実生活内曝露というステップを踏んで、段階的に刺激に晒されること
で、患者の逃避・回避行動、そして不安を減少させていく。治療にかかる長
さや回数は、研究デザインによって異なるが、8回程度のセッションで症状
の改善が認められ、治療後も効果が持続することが実証されている他、日本
でも有効性が確認されている（飛鳥井，2011）。

　臨床現場においては、曝露療法単体で治療を進めるのではなく、心理教育
やリラクゼーションとも併用しながら、実施している場合が多い。特に、子
どもを対象とする場合は、ペアレントトレーニングを含めた親の治療、スト
レスマネジメント、セルフモニタリング、コーピングスキル、親子合同セッ
ションなどを組み合わせたPRACTICEプログラムが有用との報告がある。
同プログラムでは、トラウマ曝露後の子どもの安全確保、社会適応の強化な
どが重要な要素となる。一方では、曝露療法の限界としては、治療中断率が
30％ほどあること、トラウマ時の記憶が鮮明でない人には適用困難であるな
どが課題である。

②眼球運動による脱感作と再処理法（Eye Movement Desensitization and Reprocessing；以下EMDR）

　EMDRは、15年以上前に心的外傷ストレスの治療のために開発された技

44 第1部 トラウマケアの今日的課題

法である。作用機序は明確には示されていないが、治療の有効性が確認されている。

EMDRでは、トラウマ記憶と関連した感情、さらには身体感覚と部位を同定し、連想させた上で、1秒間に1回、左右にリズミカルに動く治療者の指を追視させる。眼球運動そのものがトラウマ体験に作用するというより、脳の両側に同時に刺激を送り、緊張や不快感を喚起させることを目的とする。また、面接終了前には、リラクゼーションや肯定的なイメージを連想させ、セッションを終えることは、その他の療法とも類似している。指振りやランプの点灯による眼球運動以外にも、他のリズミカルな活動でも代替が可能であるとの報告も見られる。EMDRは、技法の性質上、症例報告が大多数を占めていたが、近年では、メタ分析などの実証研究も取り上げられている。

③集団療法

トラウマ経験者の孤立感と疎外感を回復し、他者からの共感を得ることで、信頼感を取り戻すという点で、PTSDに対する集団療法は一般的に臨床現場で実践されている。集団療法では、トラウマ体験の再統合を最大の目標とするが、トラウマ焦点化グループと現在焦点化グループとでアプローチが異なる。前者は、トラウマ記憶の統合、トラウマの意味を修正することで症状改善を目指す一方で、後者は、日常生活の適応を促すことを目的として治療を行う。まず、グループでの安全感や安心感を得て、トラウマ体験を他者と共有し、受容されることで、信頼感の向上、しいては孤立感の低減が期待される。最終的には、他者との関係性を修復することで、トラウマを乗り越えることが可能となる。認知行動療法的集団療法でも、他の同様なトラウマ経験者からフィードバックを得て、般化させることで、トラウマによる不適切な思考パターンの修正を助け、より適切な認知へと強化させることを目的とする。

PTSDの集団療法に関する論文件数は増えており、実証化へのニーズが高まっていることは安易に予想できる。しかし、その効果や治療メカニズムに

ついては解明されていないことも多く、今後の発展が期待される。

④力動的精神療法

　ガイドラインによると、PTSDの精神分析的治療は、Breuerとフロイトの『ヒステリー研究』で記述されているトラウマ自体を病因とする考え、それに対するカタルシス的な体験（催眠）を発端としている。いわゆる伝統的な精神分析療法は、1世紀以上前から様々な理論が展開され、症例数も莫大である。トラウマを扱う際の留意点として、精神分析を行う治療者は、患者との治療関係を築くことに最大限のエネルギーを費やすこととなる。患者は、トラウマに関連する感情を想起し、治療者との関係の中で再体験することになるため、治療者は、自己の個人的体験や感情が大きく揺さぶられ、治療の方向性を見失いがちになる。精神分析の考えでは、そういった「共感疲労」を念頭に入れ、治療者自らが教育分析を受けることで、逆転移・転移の分析を行い、それが結果的には治療に役立つという。

　伝統的な精神分析療法では、週4～5、2～7年の長い歳月を経て治療を進めて行くが、力動的精神療法では、週1～2回程度の面接を行い、患者の幼少期のトラウマの起因となる人格障害に働きかけることを目的とする。治療者は、中立的立場となり、一貫した態度を取ることで、対人関係での誤った期待や要求を修正することを目的とする。また、無意識を含む自己理解を深め、自我を強化することで、トラウマ体験に立ち向かうという性質がある。しかしながら、認知行動療法的治療法との境目は曖昧で、研究・介入の手法も理論的背景は不明確である。

　他にも、Mannによる短期力動的精神療法では、12セッションのなかで、治療者と患者の「別離」や「喪失」を取り上げるといった治療法が開発されており、トラウマサバイバーの治療に一定の効果を得ている。また、患者の現実場面での対処方法の支持をし、人間関係のパターンに対する力動的理解を行う支持的心理療法がある。さらには、患者の日常場面での対人関係に焦点を置いた対人関係療法（Interpersonal psychotherapy）なども実践されている。

46 第1部 トラウマケアの今日的課題

　上記に挙げた力動的精神療法の特徴は、患者を個別的に捉えることと、外傷体験は症状の原因の1つでしかなく、生育歴、病前性格、家族歴などを含むいくつかの生物学的・心理学的要因などが複雑に絡み合い、相互作用を引き起こした状態だと理解する。力動的精神療法における重要な指標としては、患者が強い観察自我を形成することによって、客観的な自己理解を促すことを終結のための最終目的とすることは共通している。しかし、力動的精神分析の対象者は、一定以上の知能水準、自我の基盤となる人格水準、自分の問題を客観的に分析しうるほどの心理的資質があることを前提とし、条件を満たさない場合は、より支持的な関わりへと修正することが望ましい。同時に、患者の現実的な経済面・社会面を考慮した上で、治療の期間や費用などの治療契約を結ぶことが特に重要であり、問題の性質や治療の種類についての合意を得た上で始めて、推奨できる治療だと強調している。今後は、より大規模な研究デザインを用いた実証研究・効果研究が望まれる。

2-5　トラウマの問題に対する表現セラピー

　上述の通り、トラウマ／PTSDケアの主流は、トラウマに焦点化した認知行動療法、持続エクスポージャー法、EMDRといったものであるが、もう1つの潮流として着目を集めているのが表現セラピーである。前述の「PTSD治療ガイドライン」によれば、実証的な研究は不足しているものの、表現セラピーが持つトラウマ／PTSDに対する治療的な要素として、次の3点が挙げられるとしている。

2-5-1　イメージ曝露

　表現セラピーで用いられる創作物はトラウマイメージを具現化したものであり、"かのごとき (as if) 性質"は、持続エクスポージャーのイメージ曝露に相当すると考えられている。例えば、アートセラピーであれば、そのプロセスの中で、トラウマ体験を直接的に表現するような絵を描くという形で表

現することや、トラウマ記憶の内容を暗示する、またはトラウマ記憶時の体験そのものを表した絵や色を描くという形で表現することが考えられる。あるいは、ミュージック・セラピーであれば、トラウマティックなイベントに遭遇した当時に好んで聞いていた曲や、本人にとってイベントを連想させる曲を通して自分の感情を表現することや、その体験を、リズムや和音といった形で表現することがあるかもしれない。

　また、表現セラピーで用いられる象徴的媒体は、潜在的記憶システムへのアクセスを可能にすることが期待されている。また、表現セラピーでは、視覚・聴覚・触覚など、様々な感覚を用いるため、イメージ暴露の鮮明性を増強することも期待されている。同時に、トラウマティックなイベントを体験した当時の出来事について、語るに十分なほどトラウマ体験の詳細について覚えていない者や感情を言語化しにくいPTSD患者にとっても有益である可能性がある。

2-5-2　認知再構成

　表現セラピーの中でしばしば用いられる種々のロールプレイは、健康増進的選択肢を再演技することにつながり、状況認識の変容に効果的になりえると考えられている。サイコドラマに見られるような役割交替(Role Change)や、アートセラピーの中で、一度作った作品を作り変えること—トラウマイメージ—を具現化したものに、何らかの異なる意味付けをすることや、ダンス・アンド・ムーブメント・セラピーの中で、敢えて普段と異なるムーブメントをしてみることも健康増進的であると考えられる。

　また、関（2008）も述べているように、表現セラピーの中で、何らかの創作活動をした後にその創作物についてのシェアリングを行うが、このプロセスも、CBT形式の介入構成要素であるトラウマナラティブの創出になり得るため、やはり状況認識の変容に役立つと考えられている。具体的には、創作物についての説明という形で自身のトラウマ体験を間接的に語り、セラピ

48　第1部　トラウマケアの今日的課題

ストや、グループで行った場合にはグループに受容される体験を通してトラウマナラティブの統合につながっていくと考えられる。この点については、先述の集団療法と重なる部分もあると考えられる。

2-5-3　レジリエンスの強化

　近年、トラウマ／PTSDケアにおいては、レジリエンスやストレングスへの着目が集まっている（Bonnano, 2005；Hopper, Bassuk, & Jeffrey, 2010；中村・瀧野, 2014）。レジリエンスは、極度の不利な状況に直面しても、正常な平衡状態を維持することができる能力（Bonnano, 2004）などと定義されている。岡野（2009）は、トラウマ体験そのものが「極度の不利な状況」に相当とした上で、「レジリエンスは『外傷性ストレスに際しても、PTSD、ASD（Acute Stress Disorder: 急性ストレス障害）等の外傷性の精神障害を発症しない能力』と言い換えることができよう」（p. 57）と述べており、トラウマ／PTSDケアにおいて、レジリエンスは重要であると考えられる。レジリエンス研究の多くが、創造性・ユーモア・自発性・予防性・活動性が重要であるとしているが、先述の通り、表現セラピーを通して人生を楽しむ能力、遊び心、喜び、躍動、興味、好奇心、新鮮な驚きといった内的資源が活性化すると考えられており、レジリエンスに重要な性質が表現セラピーに全て組み込まれているといえる。

　なお、しばしば、表現セラピーはトラウマ記憶に性急にアクセスしてしまうため、危険であるといった指摘がなされることがあるが、ガイドラインによれば、表現セラピー特有のリスクは確認されていない。上述の通り、表現セラピーで生じるイメージ曝露は、言葉で語る時以上の鮮明さを有していると考えられるが、性急なトラウマ記憶へのアクセスが危険であることは、その他のPTSD治療法も同様であり、予防可能であるとされている。

　これまで述べてきたように、種々の芸術的活動を用いる表現セラピーは、それ自体に、人間の感情に強く働きかける力があり、本来備わっている人生

を楽しむ能力を再び取り戻す機会や、自分の存在や自分の人生の意味や意義を見出す機会を提供する。表現セラピーは、精神分析的心理療法や認知行動療法、ナラティブセラピー、グループで行った場合には集団療法など、その他の様々な心理療法の治療的要素を包含している。その意味で、統合的な心理療法と位置づけることが出来る。トラウマケアにおいては、鮮明なイメージ曝露や感情体験、トラウマナラティブの修正、そして近年注目されているレジリエンスの強化など、多くの利点があると考えられており、国際的に注目も集めている。

　日本特有の課題として、表現セラピーを学ぶための十分な教育システムが整っていないこと、作品の出来・不出来についての評価をされやすく、表現する気持ちが萎えてしまっている（小野，2005）という、導入自体の難しさなど、多くの克服すべき課題があることも事実である。また、トラウマの問題に関して言えば、トラウマティックな出来事を"ケガレ"として扱い、いわば封印するような面があること、個人の怒りや恐怖、不安などを伴うような内的な体験を公的な場において語ろうとしない文化的特徴が存在することも指摘されている（Buruma, 1994；Smith, 1997；Kerr, 2001）。しかし、2011年の東日本大震災後の心のケアをはじめとして、文字通り筆舌に尽くしがたいトラウマの問題を多く抱える現代の日本において、芸術的な活動という非言語的な媒体を用いた表現セラピーの取り組みが発展していくことを願ってやまない。

引用・参考文献

Andreason, N. C., Norris, A. S., & Hartford, C. E. (1971). Incidence of Long Term Psychiatric Complications in Severely Burnt Adults. Annals of Surgery, 174；785-793.

飛鳥井望（2011）．認知行動療法（PE療法）によるPTSD治療：日本におけるエビデ

ンスと被害者ケア現場での実践応用　精神経誌, 113 (2), 214-219.

Babette, R. (2011). Trauma Essentials: The Go-To Guide, W. W. Norton & Company, Inc.（久保隆司（訳）（2015）．これだけは知っておきたいPTSDとトラウマの基礎知識　創元社）

Bonnano, G. (2004). Loss, trauma and human resilience: have we underestimated the human capacity to thrive after extremely aversive events? *American Journal of Psychology*, **59**; 20-28.

Bonnano, G. (2005). Resilience in the face of potential trauma. *Current Directions in Psychological Science*, **14**. 135-138.

Buruma, I. (1994). The Wages of guit: Memories of war in Germany and Japan. New York: Farrar, Straus, and Giroux.

Charcot, J. M. (1887). *Lecons sur les maladies du systeme nerveux faites a la Salpetriete [Lessons on the illuness of the nervous system held at the Salpetriere]* (Vol.3). Paris: Progres Medical en A. Delahaye & E. Lecrosnie.

Carey, L. (2006). *Expressive and creative arts methods for trauma survivors*, London: Jessica Kingsley.

エドナ・B・フォア，テレンス・M・キーン，マシュー・J・フリードマン & ジュディス・A・コーエン編，飛鳥井望監訳（2013）．PTSD治療ガイドライン第2版　金剛出版．

Fleshman, B., & Fryrear, J. (1981). *The arts in therapy*. Chicago: Nelson-Hall.

Freud, S. (1896/1962). Heredity and the Aetiology of the Neuroses. In J. Strachey (Ed. and trans), *The Standard Edition of the Complete Psychological Works of Sigmmund Freud* (Vol.3). London, Hogarth Press.

Gladding, S. (1992). Counseling as an art: The creative arts in counseling. Alexandria, VA: American Counseling Association.

Gray, A. (2002). The body as voice: Somatic psychology and dance/movement therapy with survivors of war and torture. *Connections*, **3**. 2-4.

Green, B. L. (1990). definding trauma: Terminology and generic stressor dimensions. *Journal of Applied Social Psychology*, **20**, 1632-1642.

Kerr, A. (2001). *Dogs and Demons*. New York, Farrar Straus & Giroux.

北山徳行（2010）．トラウマが脳に与える影響：脳の形態変化と発達・形成の障害を中心に　トラウマティック・ストレス, 8 (1), 20-25.

厚生労働省（2015）．子ども虐待による死亡事例等の検証結果（第11次報告の概要）及

び児童相談所での児童虐待相談対応件数等.

<http://www.mhlw.go.jp/stf/houdou/0000099975.html>（2015/11/22閲覧）

Krystal, H.（1968）. *Massive Psychic Trauma*. New York, International University Press.

金吉晴　（2012）．PTSDの概念とDSM-5に向けて（特集：不安障害の現在とこれから ―DSM-5に向けての展望と課題），精神経誌，**114**（9），1031-1036.

金吉晴・鈴木友理子・伊藤正哉　（2012）．PTSD：その概念と有用性　精神医学，**54** （6），552-562.

女性ライフサイクル研究所　（2014）．当研究所について（村本邦子）

<http://www.f-lifecycle.com/about/>（2016年1月24日閲覧）

女性ライフサイクル研究所　（2014）．年報『女性ライフサイクル研究』<http://www. f-lifecycle.com/info/2009/11/000119.php>（2016年1月24日閲覧）

女性ライフサイクル研究所　（2014）．ドメスティック・バイオレンス（DV）：家庭で育 った子どものトラウマと回復（西順子）　http://www.f-lifecycle.com/essay/dv /（2016年1月24日閲覧）

Leslie Bunt & Brynjuff Stige　（2014）．*Music therapy :An art beyond words*（*2nd ed.*）New York: Routledge

Malchiodi, C. A.（2005）．*Express therapies* New York: The Guilford Press.

McNiff, S.（1981）．*The arts and psychotherapy*. Springfield, IL: Thomas.

宮地尚子　（2007）．環状島：トラウマの地政学　みすず書房．

内閣府男女共同参画局　（2015）．配偶者からの暴力に関するデータ．

<http://www.gender.go.jp/e-vaw/data/dv_dataH2709. pdf >（2015/11/22閲覧）

中村有吾・瀧野揚三　（2014）．トラウマインフォームドケアにおけるケアの概念と実 際：学校危機とメンタルケア，**7**，69-83.

西澤哲　（1999）．トラウマの臨床心理学　金剛出版．

岡野憲一郎　（2009）．心的外傷とレジリエンスの概念　トラウマティック・ストレス，**7** （2），52-60.

小野京子　（2005）．表現アートセラピー入門：絵画・粘土・音楽・ドラマ・ダンスな どを通して　誠信書房．

佐野友泰　（2006a）．芸術療法小史Ⅰ　札幌学院大学人文学会紀要，80，43-65.

佐野友泰　（2006b）．芸術療法小史Ⅱ　札幌学院大学人文学会紀要，80，67-84.

関則雄（編著）（2008）．新しい芸術療法の流れ　クリエイティブ・アーツセラピー　フ ィルムアート社．

Smith, P.（1997）*Japan, a reinterpretation*. New York, Pantheon.

杉村省吾・本田修・冨永良喜・高橋哲（編）（2009）．トラウマとPTSDの心理援助：心の傷に寄りそって　金剛出版．

Van der Kolk, B., Weisaeth, L., & van der Hart, O.（1996）. History of trauma in psychiatry. In B. A. van der Kolk,A.C. McFarlane, L.Weisaeth（eds.）, Traumatic stress : The effects of overwhelming experience on mind, body, and society. New York, Guilford Press.

こころのケアセンター（編）（1999）．災害とトラウマ　みすず書房．

第3章 トラウマケア／リカバリーの
専門家養成プログラム
―包括的グループ表現セラピーの視点―

井上孝代

3-1 日本国際トラウマケア／緊急支援センター［JICTER］の 設立（Japan International Center for Trauma-care and Emergency Relief）

　2011年の東日本大震災の直後から支援をしてきた国際NGOのイスラエイド（IsraAID）との連携を日本に定着させるため、2013年に一般社団法人日本イスラエイド・サポート・プログラム（Japan IsraAID Support Program：JISP）を立ち上げ、心のケアや専門教育を通して被災されたコミュニティの復興と発展をサポートしてきた。たとえばイスラエイドとの連携のもとイスラエル人アートセラピストを当初は毎月2週間ずつ、その後も頻繁に招聘し、臨床心理士を始めとする専門家にトラウマケアのトレーニングを実施してきた。

　この活動の中で、被災者自身の我慢を重んじる文化的規範が強いことに加え、トラウマケア／リカバリーおよびPTSDに対処できるメンタルヘルスケアの専門家の不足が被災者の心理的回復のプロセスを妨げ、必要な人に十分な支援が届きにくいという状況があることが痛感された。そこでJISPは日本において災害・事故などの緊急事態直後の急性期に「心理的応急措置（Psychological First Aid：PFA）」（WHO, 2011）を提供でき、また以後の長期的サポートもできるような心理専門家の育成を目指して2015年に「日本国際トラウマケア／緊急支援センター」（Japan International Center for Trauma-care and Emergency Relief：JICTER）を設立した。

　緊急時においてPFAは、チームとして一般的に8つのステージで対応す

54 第1部 トラウマケアの今日的課題

ることが求められている。すなわち(1)被災者に対応、あるいは接触を始める、(2)即時に当面の安全を拡大できるようにし、必要であれば身体的感情的な慰めや安心を提供する、(3)さらに感情的に圧倒されている被災者を落ち着かせ、必要な方向付けを与える、(4)ニーズと心配事を特定し、必要な情報を集め、PFAの活動を計画する、そして(5)直接的なニーズや心配事に対する、実際的な支援を被災者に与える、(6)一次支援者とのコンタクトを確立し、(7)ストレス反応や苦痛に対応するための方法、そして適応を促進するための情報を提供する、(8)被災者を現在、あるいは今後必要になるサービスにつなぐ、という8つのステージである。JICTERは、このPFAの8ステージを統合する役割として、グループ表現セラピーを活用しようと考えた。

3-2 JICTERの専門家養成プログラム立案の必要性

JICTERにおいて、グループを活用した表現セラピーをプログラムの主軸として活用しようとしたのには、いくつかの理由がある。グループ表現セラピーは、個人とグループに"安全な場所"を提供し、非言語のアプローチにより、様々なコミュニケーションの共有を促進でき、危機的状況下であっても人々をストレスから解放し、個人やグループに力を与える役割を担うことができるからである。特にトラウマ的出来事の後に表現セラピーのテクニックとメソッドが有効な点は、そのような状況下では年齢を問わず言葉にアクセスしにくくなるためである。特に言語を扱う脳のブローカ領域が影響を受け、トラウマに関して語ることが難しくなってしまうのである（北山, 2010）。事実、脳のPETスキャンをとると、トラウマ被害者がトラウマ体験を話そうとすると、ブローカ領域がシャットダウンするケースが多いことが観察されている。

トラウマが人の脳や感情に与えるインパクトの強さ、および日本の社会文化的要素とメンタルヘルスにおける偏見などの構造的な障壁を考えると、災

害後の支援活動においてはトラウマケアや公衆衛生の専門家、メンタルヘルスなどの専門家チームによる、言語・非言語両方を用いた包括的なトラウマケアのシステムを組み入れることが効果的だと考えられる。

　3・11の東日本大震災の心理的インパクトは、これまでなかなかきちんと語られることが少なく、災害の直接的被害に加え、社会心理的サポートの不足という問題によって人々にその後も大きな影響をもたらしている。トラウマケアやPTSD予防に関する核となるプランの欠如と、日本の文化的背景による個人の精神医療に対する受容の低さも関係していると思われる。日本の各地域にトラウマケアの能力・機能をもつシステムを構築し、関連する知識やスキルを伸ばせるような専門家養成のプログラムを開発する必要があると考えられた。すなわちJICTERにおいてトラウマケア／リカバリーおよびPTSD予防のための専門家養成プログラムを立案することが重要であり、そのためにはよりトラウマケア対応の実践が進んでいる例えばイスラエルなど海外の専門家の知見に学び、参考にする必要性を感じるに至った。

　そこで、JICTERの関係者である本書編集者4名はイスラエル旅行をおこなった。参加者としては、井上孝代（JISPの理事／JICTERのエグゼクティブ・ディレクター）、いとうたけひこ（JISPの代表理事）、福本敬子（当時JISPのヒーリングジャパン・ディレクター）、エイタン・オレン（当時イスラエイドの日本代表であり、JISP代表理事）の4名であった。

3-3　イスラエル視察

3-3-1　視察の概要

　JICTERは、イスラエイドとJISPによる新しい企画である。その目的を端的にいえば、心理社会的サービス（Psycho Social Service：PSS）を打ち立てることである。JICTERは正式には2015年4月から始まっており、このセンターの目的は長期的な集中トレーニングを行うことによって地域の専門家のネットワークをつくり、日本においてトラウマを受けた人たちを助けるとと

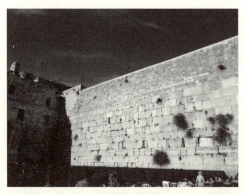
エルサレムにあるユダヤ教の聖地、嘆きの壁を見学

もに、国際的な緊急支援の分野においてトレーニングとインターンシップを実施することである。

2015年5月、JISPメンバーであり本書編者の井上孝代、いとうたけひこ、福本敬子、エイタン・オレンはイスラエイドの協力を得てイスラエルを訪問するという貴重な機会を得ることができた。

視察の主な目的は、(1)JICTERの発展の一歩を築くために、イスラエルの主な心理教育の研究所や大学を訪問し、そこでの重要な役割を担っている人たちと面談し、今後のイスラエルとの連携の基礎を築く、(2)ホロコーストなどの大きなトラウマ体験を有するイスラエルにおける表現セラピーの発達の歴史的意義を理解する、(3)大学院での教育現場に参加し、カリキュラム内容やコミュニティ実践の実態を現地で学ぶことであった。

2011年からイスラエイドとJISPは、これまで3000人以上もの専門家をトレーニングしてきており、東北やその他の場所で心理教育的なテクニックを伝授した。JISPはその任務を拡張して、長期的な可能性の創設、キャパシティビルディングというものを、日本におけるトラウマケアと緊急支援を担うセンターをつくろうとしてJICTERの構想が出来上がったのである。JICTERはその分野におけるイスラエルと日本の専門家との連携によりプログラムを実施していくことを決めている。そのためにイスラエルの地を訪れ、現地での教育を学び、プログラムの精緻化を図ることを目指したのである。

3-3-2 活動内容

◎1日目（4月28日）

　JISPのメンバーは、イスラエイドの代表であるMeira Aboulafiaとテルアビブで会った。その日はカイザリア（Caesarea）とハイファ（Haifa）を訪問した後、ハイファ大学に到着した。カイザリアは地中海にある古代の港湾で、それは紀元前25〜13年にヘロデ大王（Herod）によって築かれたという、建物と構造物の残る太古の遺跡である。ハイファはイスラエルの北側の海辺の港湾都市である。

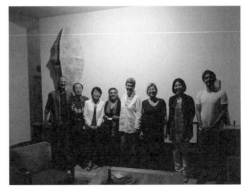

アートセラピストの方々との夕食会

◎2日目（4月29日）

　JISPのチームのメンバーは、ハイファ大学の創造的芸術セラピーの大学院を訪問し、

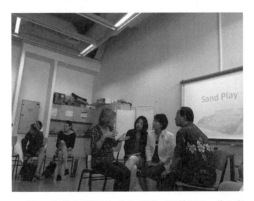

ハイファ大学大学院アートセラピー学科にて、井上孝代教授による箱庭と内観療法についての授業を実施

音楽療法と芸術療法の2つの授業を参観した。井上はそこで内観療法を大学院生に教授した。その日の夕方、アッコ（Akko）という歴史的・文化的場所を訪れた。その都市は、十字軍、ムスリム、フランス人、イギリス人が次々と来訪し、現在はユダヤ人とアラブ人が共存して生活している街である。

◎3日目（4月30日）

　ハイファ大学の創造芸術研究センターを訪問し、井上といとうがJISPの活動に関連する研究発表を行った。その講演ののちに昼食会が行われ、アー

トセラピストである Tami Gavron 氏と、創造芸術大学院の研究科長である Cochavit Elephant 氏と面談した。そして昼食後、テルアビブに移動し、Amia Lieblich 教授と会った。Lieblich 教授は、ナラティブ心理学者であり、オーラルヒストリーのエキスパート、『東北の声』プロジェクトの代表的な顧問である。その後 Lieblich 氏と共に AMDHA（ホロコーストサバイバーの心理教育センター）を訪問した。そこでは放射線によるトラウマ、二次的なトラウマというような言葉が議論の中で取り交わされた。

◎**4日目（5月1日）**

イスラエル大使館の大使である松富重夫氏のお招きにより、JISP のメンバーがテルアビブにある日本大使館を訪問した。JISP と JICTER の最近の活動を紹介し、2011年3月からの活動もあわせて報告した。その後、Neve Shalom School for Peace 平和学校を訪問し、施設見学と Nava Sonnenschein 氏との意見交換を行い、紛争解決のためのグループファシリテータ養成講座について話を聞いた。その夜はエルサレム郊外のエイタン・オレンの実家に宿泊した。

◎**5日目（5月2日）**

JISP のメンバーは死海のあるエン・ゲディを訪れ、死海での"ぷかぷか浮び"を体験したのち同地区のエン・ゲディ・キブツを訪問した。その後テルアビブの隣りの、ヤッファ（Jaffa）の旧市街にある Lieblich 教授のホームパーティに参加した。そこでは精神科医や心理学者やイスラエイドの国際代表など、多くの専門家と親しく交流することができた。

◎**6日目（5月3日）**

ネタニヤ（Netanya）にある芸術科学大学院を訪問した。学長である Lieblich 教授と会議を持つためである。高度科学の学部長である Friedman 教授と Sam Schwartz 教授も一緒であった。その日の夕方、JISP のメンバーは ERAN を訪ねた。ERAN とは、電話とインターネットによるエモーショナル・ファースト・エイドという団体である。ERAN の代表である David

第3章　トラウマケア／リカバリーの専門家養成プログラム　59

Korn氏とディレクターであるShiri Daniels氏の2人から、状況や評価方法、ボランティアの活動について話を聞いた。

◎7日目（5月4日）

　Yad Vashemと、エルサレムにあるホロコースト博物館を訪問した。音楽療法家であるAdva Frank氏とIsraAIDボランティアとも会った。その日の午後エルサレム旧市街を訪問し、3つの一神教の宗教の聖地を訪問した。

◎8日目（5月5日）

　Shlomit Bresler氏と朝食会を持ちJICTERのガイドラインやコースについて話し合った。その日の午後、イスラエイドの国際活動をおこなっているメンバーとの会合をもった。その会合で、JISPは他の国における活動家たちと情報交換をおこなった。その後テルアビブ大学の研究集会に参加した。その研究集会のタイトルは、「非対象的なコンフリクトの認知におけるジレンマ：イスラエルとパレスチナの紛争についての比較的考察」であった。

3-3-3　視察を通しての学び

　イスラエルにおいては、主に以下の6つの活動をすることができた。

　(1)10のミーティングを行った。その中には外交官や専門家、学者が含まれており、それはイスラエルの内務省、日本大使館、イスラエル日本商工会、友好協会、ハイファ大学、アカデミー、そしてHakibutsimセミナーが含まれている。

　(2)アートセラピーとミュージックセラピーの2つの大学院の授業に参加した。

　(3)井上といとうは、2つの講義を、大学の教員、研究者、学生に向けて行った。

　(4)5つの心理社会的サービスのセンターを訪問した。

　①AMCHA（ホロコーストの被害者・生存者のためのイスラエル国立のセンター）

　②ERAN（イスラエル版「いのちの電話」のような電話サービス）

　③Neve Shalom School for Peace（平和学校）

60　第1部　トラウマケアの今日的課題

④イスラエイド本部とのミーティング（場所はテルアビブ大学）

⑤Yad-Vashem Holocaust memorial（ホロコースト記念館）

(5)イスラエルの研究者およびボランティアとの7つの会合も行った。

(6)イスラエルの主な歴史的・文化的な場所を訪問した。その中には、アッ
　コ、カイザリア、エルサレム旧市街、死海、ヤッファが含まれている。

　これらの活動を通して、イスラエル滞在中86人のイスラエル人とコンタク
トを持ち、6つの家庭を訪問した。このような人と人との関わりが、イスラ
エルの歴史的・文化的背景を直接的に理解することにつながり、国や文化を
越えた人間的絆をつくるのに実に有効であった。

　AMCHAとERANを訪ねて、イスラエルの体験したトラウマの深遠さを
改めて実感した。電話相談では高齢化したホロコーストのサバイバーが老齢
になるほどに孤独感から過去の辛い収容時の体験を想起したり、70年を過ぎ
た今日もなおフラッシュバックといったPTSDの状態を訴えるということで
あった。またサバイバーと共に生きてきた家族にも第二次被害的なPTSD状
態が認められるケースもあるという。トラウマケアというテーマが緊急時の
みならず長い時間的スパンで、また当事者のみならず、取り巻く人へも広く
ケアされる必要があることを深く理解した。また、それらのトラウマケアに
あたっては、寄付金での運営やボランティアなども参加するコミュニティア
プローチであることにも心動かされた。

　また、ハイファ大学においてアートセラピーとミュージックセラピーの教
育現場に参加させてもらったことも貴重な学びの体験だった。きっちりと組
織化された2年間の大学院カリキュラム内容とグループワークを効果的に取
り入れた実践的な教育のあり方を観察し、大いに目が開かされた。何よりも
アートセラピストを志す受講生が多く、イスラエルにおいてアートセラピス
ト育成の需要が多いことも発見だった。井上は印金を用いた瞑想法のデモン
ストレーションをおこなった。

イスラエルのアートセラピストや研究者たちとの交流によって、社会的ニーズの大きさについて理解できた。イスラエルにはホロコーストという国民的トラウマ以外にも徴兵制度や宗教対立や民族間紛争などからもたらされるトラウマが顕在し、それに対処するためには、種々の表現セラピーが有効であると周知され、それだけ多くの専門家が求められているということを知った。

さらにイスラエル人とパレスチナ人が対立を超えて共に学ぶNeve Shalom School for Peace（平和学校）を訪問し、両者が平和学校の敷地に一緒に生活する場を歩き、学校のめざす平和教育の理念に触れることができたこと、およびテルアビブ大学における研究集会「非対象的なコンフリクトの認知におけるジレンマ：イスラエルとパレスチナの紛争についての比較的考察」に参加したことで、多文化社会の紛争解決（葛藤解決）を考える上での多くの示唆を得た。

3-4　JICTERのプログラム案：包括的グループ表現セラピーの構築に向けて

JISPにおけるイスラエルのアートセラピストとの連携活動やイスラエル視察を通して、JICTERのトラウマケア／リカバリーとPTSD予防のためのプログラムの立案を試みた。プログラムは下記のような基本的な考え方をポイントとした。

3-4-1　グループ表現セラピーを通してレジリエンスを育む

表現セラピーにはアートセラピー、ダンスセラピー、ドラマセラピー、ミュージックセラピーなど様々な領域が含まれる。トラウマの問題を扱う際には、非言語的ツールを用いるが、初めからトラウマの問題を扱うことはなく、まずは本人のレジリエンスを育成することを目指す。つまりトラウマに関する記憶そのものについてではなく、あくまでアートについて語ることを

通してトラウマの問題を扱っていく。安全な場で、遊びの感覚で象徴を通じた感情の調整を図りながらの表現活動を通して、自分の支えとなるもの・資源に気づき、通常の自分を超越するといった新たな体験や、今までとは違った対処方法を学習したりしてレジリエンス（岡野，2009；石井，2009）を育むのである。共有された非言語的な活動や遊び心を通して、衝撃的（トラウマティック）な記憶が創造的な体験という新たな記憶に変化する過程を経験するのである。それは新たな「意味」を見出すことに役立つと考えられる（シリュルニク，2014）。

　グループで、まさに"からだで、おはなし"（松井，1994）といったダンスセラピーなどの身体的な活動も含めた様々な表現活動を一緒に行うことで、一般的な会話を超越するような人々の繋がりを作り上げることができる。グループ相互のフィードバックを行うことで他者と団結する感覚や支持的な関係を持つことが出来る。非言語的な体験と言語的な共有を通じてグループとしての一体感を得ることができるのである。このグループは多分に文化的なものであり、時に自分と異なる他者との能力差や評価的な面での葛藤を味わうこともある。一方ではそのような困難な状況において「うまくできる」という信念を強化したり、感情調整や抑制を経験するなかで、望ましい自己アイデンティティ（なりたい自分像）を発達させることが期待される。

　様々な表現セラピーの中でも Bibliotherapy（読書療法）は日本では学ぶ機会がほとんどないユニークなセラピーで、物語（詩や物語、神話、歌、ジャーナルなど）を通して隠された気持ちや感情を伝えるアクティビティである（井上，2016）。物語をアートとコラボレーションすることで、個人が自らを新しく創造的な方法で表現することを目指している。様々な表現療法のワークショップが自己の反映と感情表現という体験的学びを通して、トラウマケア／リカバリーとPTSD予防のための表現セラピーの技法と知識を学ぶ良い機会となっている。

　ただこのようなグループでの表現セラピーは、時に強烈な情緒的体験をす

ることからくる危険な作用がある。したがって、トレーニングを受けた専門家が慎重に扱うことが求められる。

3-4-2　レジリエンスとBASIC-Ph（ベーシックピーエイチ）の考え方

　東日本大震災という未曾有な体験をした方でもすべての方がPTSDになられたわけではない。川上（2010）によれば、トラウマ体験をもつ人の2〜8％がPTSDを発症するという数字がある。では、なる人とならない人の差は何か、ということに関連するのがレジリエンスである。例えば（フレイザー，2009）は、レジリエンスを「深刻な社会・健康状態の広がりという重大なリスクにさらされているにもかかわらず、正常あるいは、きわめて良好な発達結果が認められること」と定義している。

　レジリエンス（resilience）は、「精神的回復力」「抵抗力」「復元力」「耐久力」などとも訳される心理学用語である。心理学、精神医学の分野では訳語を用いず、そのままレジリエンス、またはレジリアンスと表記して用いることが多い。「脆弱性（vulnerability）」の反対の概念であり、自発的治癒力の意味である。元々はストレス（stress）とともに物理学の用語である。ストレスは「外力による歪み」を意味し、レジリエンスはそれに対して「外力による歪みを跳ね返す力」として使われ始めた。精神医学では、「極度の不利な状況に直面しても、正常な平衡状態を維持することができる能力」（ボナーノ，2009：高橋，2013）という定義がある。

　1970年代には不利な生活環境に置かれた児童に焦点があてられ、1980年－2000年にかけて、成人も含めた精神疾患に対する防衛因子・抵抗力を意味する概念として徐々に注目されはじめた。2004年にはセロトニンを含む11の生理学的ファクターが指摘されたものの、レジリエンスは生理学的ファクターだけではない。「脆弱因子」を持っていても、「レジリエンス因子」が十分であれば深刻にならない、「レジリエンス因子」には「自尊感情」「安定した愛着」から「ユーモアのセンス」「楽観主義」「支持的な人がそばにいてく

れること」まで含むと2007年に論じられた。小塩・中谷・金子・長峰（2002）
の作成した精神的回復尺度によればレジリエンスは、「新奇性追求」「感情調
整」「肯定的な未来志向」の３因子で構成されている。

レジリエンスの総合モデルとしてBASIC-Ph（Lahad, Shacham & Analon,
2013）がある。ラーハド 等はストレスの対処スタイルの根底には６つの次
元があると述べている。

①Belief（信念）、②Affect（感情）、③Social（社会性）、④Imagination（想像力）、
⑤Cognition（認知）、⑥Phsiology（身体性）の６次元である。

人はこれらのモードの２つ以上を通してストレスに反応する。誰もが６つ
全てのモードを使用して反応する潜在能力を持つが、各自独特のスタイルを
確立している（優先モードや使用過多モードなど）とする。

①Belief（信念）は、ストレスや困難なことが起きたときに信念や価値に頼
るもので、宗教的信念、政治的意見、責任感、義務感、自己実現、強い
自己表現などである。

②Affect（感情）は、泣いたり笑ったり、誰かと自分の体験について語るな
どの感情的活動、あるいは絵を描くなどの非言語な表現や、読書したり
書いたりする言語的活動である。

③Social（社会性）は、所属しているグループからサポートを得るもので、
仕事をこなす組織の中で役割を受け持つなどである。

④Imagination（想像力）は、空想にふける、愉しいことを思い浮かべる、
ガイドイメージを使って注意をそらす（事実に関わらずイメージしたり工夫
をして対処する）、創造力などである。

⑤Cognition（認知）は、情報収集、問題解決（コンフリクト転換）、自己操縦、
内なる会話、やることリスト、優先順位を作成するなどである。

⑥Phsiology（身体性）は、身体的な表現や運動を通してストレスに対処す
るもので、リラクゼーション、脱感作、身体的運動や活動、エネルギー
を費やすことが重要な要素である。

第3章　トラウマケア／リカバリーの専門家養成プログラム　65

　強いストレスに晒されたり、トラウマ体験をした場合、人はBASIC-Phのうち通常用いているモードさえも用いられなくなることも少なくない。そこで、我々は自分の通常用いているモードの癖を知り、できるだけ多くのモードを用いることが出来るようにしておくことが強いストレスやトラウマ体験からの回復のためのレジリエンスを高めると考えられる。

　ちなみに、これらのBASIC-Phのすべてのモードを含むのがグループ表現セラピーである。とりわけ人のリソースのすべてを統合する“遊び”や“ドラマ”である。これらのグループ表現セラピーはレジリエンスと自我の強みを構築する道筋を提供するものである。

3-4-3　喪失体験のトラウマから生きる意味の構築・再生へ

　東日本大震災における被災者の語りにトラウマのなかで最も多く語られたのは「喪失」および、それからの「回復」というテーマだった。

　喪失感とは、日本語表現辞典によれば、「自己の価値観における大切な人や物、大事にしてきたものごとが失われてしまったという、悲痛な感覚や心境。寂寥感」である。「まるで心に穴が開いたようだ」などのように形容されることも多く、また、将来に対してとても悲観的になっている。喪失体験から回復、適応する過程および人生の意味に関する考えは、人間の数ほど多様である（アドラー，1932）。それぞれの目標を再定義し、自己を再定義する。そしてそれを受け入れるプロセスでもある（森・森，2014）。

　JISPのヒーリングジャパン・プロジェクトでは、この回復のプロセスの支援に取り組んだ。その例として、ダンス、ドラマ、ミュージック、アートなど被災者に様々な表現活動をほぼ1か月に1度の割合で、2日間（6時間×2＝12時間）のプログラムを提供してきた。それらの内容や実施の手続きはセラピストにより違いはあるが、そのプロセスは概ね以下のとおりであった。

〈表現活動〉
　　　→〈フィードバック（振り返り）〉
　　　　　→〈シェアリング〉
　　　　　　　→【変化】
　　　　　　　　→〈表現活動〉
　　　　　　　　　→〈フィードバック（振り返り）〉
　　　　　　　　　　→〈シェアリング〉

　以上のプロセスにおいて【変化】という段階に何らかの大きな気づきのようなものが生まれたのかもしれない。表現活動後の参加者の感想文やインタビューによる質的研究を通して、現在、グループ表現セラピー体験者の心理的変容のプロセスを明らかにしようとしているが（岡本・津田・成田・片岡・いとう・井上，2016）、これを明らかにしていくことで喪失体験など大きなトラウマを体験した場合、同じような体験者同士が表現活動により自分の安心できる場やリソースに気づき、無意識的な希望や自己の強さに気づくことで新たな生きる意味の構築・再生へとつながるプロセスも解明できていくのではないかと期待される。

3-4-4　「個の語り」からコミュニティ再生へ

　JISPの『東北の声』プロジェクトのようなライフストーリーの収集は、1970年代はじめのアカデミックな世界では受け入れられているとは言えなかったが（小林，2003）、人間をサルトルのいう「単独的普遍的」な存在として考えたとき、オーラル・ライフストーリーには2つの違った目的がある。例えば『キブツその素顔』（リーブリッヒ，1980：樋口訳，1993）などのように歴史的見地からの収集をおこなうことである。また、ライフストーリーを話すと、より健康になり、孤独感をやわらげ、ストレスから解放されるという心理療法的意味がある。被災者が自身の被災体験や心の内を語り、他者に伝

えるという自己開示はPTGのプロセスでも重要である。

(1)「個の語り」：ライフストーリー・インタビューのルール

『東北の声』プロジェクトにおいては、ライフストーリー研究の第一人者アミア・リーブリッヒの提案する以下のライフストーリー・インタビューのルールをもとに被災者の語りが収集された。（本書第5章を参照のこと）

① Open unstructured interview（開かれた非構造的面接）：質問リストは使わず、オープニングは広く「あなたの人生についてお話しください」、「話したいことを話してください」、「軍隊の経験を調べている。兵隊時代の経験を教えてください」など。

②面接者の正しい態度：学ぶ姿勢が大切。しかし、ある程度の共通点がある人にインタビューする方がよい。

③相手の話を尊重する。

④沈黙を待つ。

⑤一般的なことを言われたら、具体的な例をあげてもらう。

⑥絶対に話・人の判断や評価をしない。

⑦疑念（disbelief）の一時的保留：「夜中に悪霊（demon）が来た」など非合理的な言説や矛盾する説明もいったん保留して受け入れること。

被災者が体験を語る場合、「今・ここ」にいる語り手としての「自己（self）」と「あの時・あそこ」の経験の主体としての「私」の視点（佐藤・秦，2013，p. 203）がある。重要なのは「当事者が自分自身のために自分自身の語る声を持ち、自分自身の内に問題に対応していく力を見出していけるよう支援する」というナラティブ・アプローチ（モンク他，2008）であろう。このナラティブ・セラピーはクライエントの実体験に敬意を払い、刷新的で包括的なモデルである（児島他，2015）。

(2)「語る」ことによる自己開示の意義

トラウマ体験を話すことの意義については余語（2000）に詳しく述べられている。東日本大地震の被災者においても自身の被災体験、心の内を語り、

他者に伝えるという自己開示は心的外傷後成長（PTG）のプロセスでも重要
である（本書第5章，第6章）。同じ体験をしたコミュニティにあって、自身
の体験や感情をオープンに表出する経験は、回復および成長に際して重要な
プロセスであると言える（小野，2015）。その経験を積み重ねることでPTGへ
とつながると推察される。

(3)普通の人々の物語を普通の言葉で聴く

　ライフストーリーには普通の人々の普通の生活の様々な要素が含まれ、そ
れを聴取することが大事である。全体的ストーリーは正確であるかどうかは
重要ではない。もっと暖かな人間的なものである。『キブツその素顔』のイ
ンタビューは、共同体の一人ひとり60名に聴いたものである。「どこから？」、
「なぜ？」などの問いかけへの答えを全体的に併せると、絵描きが様々な色
彩を使うように、1つの全体像を描くことができる。個人の記憶の中には集
合的記憶が入っている。すなわち、心理学は個人に焦点を当てるが、個人の
中にはコレクティブな側面があるので、個人を研究することは集団を研究す
ることである。すなわち、『東北の声』では、以下の①→②→③→④という
プロセスで個人の記録はコミュニティの再生に繋がると考えられる。

　①個人の記録：インタビューを受けてくれた方自身の映像を収録した
　　DVDを渡す。

　②コミュニティの記録：DVDを貴重な地域の資料として後世に残る形で
　　コミュニティの図書館等に収蔵する。

　③発信する記録：合意してくれる方の映像は『東北の声』のウェブサイト
　　等を通して、世界中で閲覧可能になり、世界中での防災・減災の活動に
　　役立つ。

　④コミュニティに還元される記録：発信することで新たなつながりを得る。
　　記録からの学びを通してコミュニティの再生へつながる。

　『東北の声』は、まさにこのようなプロセスがらせん的に発展するように
実践したプログラムなのである。

3-4-5 援助者のメンタルヘルス

(1)援助者の支援という問題意識の高まり

1970年以降、医療や看護領域においては「キュアからケア」への考えのもと、病を「生の一部」ととらえた医療・看護を提供するようになってきた。そんななか1980年代よりA. ホックシールドらは、医療・看護のみならず教育領域などの「援助」に携わる感情労働者の問題を指摘してきた。援助とは、新明解国語辞典第4版によれば、「(じり貧状態にあったり挫折しかかっていたりする当事者にたいして) プラスの方向に向かうようにちからを貸してやること。」と定義されている。援助者は、職務の中で抱く個人的感情を概ねの人が抱くであろう感情にあったように管理することが暗黙裡に求められ、疲弊、バーンアウトが生じることが指摘されるようになった。特に、「復興の道なかばで〜阪神淡路大震災1年の記録」において中井(2011)が援助者のPTSD、援助者のケアに注目してからは、いかに援助者の支援を行えば良いかという問題意識が高まった。

トラウマを伴走する支援者に求められるものとして、石井・左近(2012)は、気づき(Awareness:A)、寄り添う(Being:B)、ケアする(Care:C)のABCの姿勢が重要であると述べている。また、そのABCの姿勢は、支援される当事者に向けてのみならず、支援者自身に向けても重要であるという、支援者自身に向ける「気づき」と「ケア」の大切さを示すものである。

支援者自身の「気づき」の点については、まず、自分自身のトラウマ体験に気づくことが求められる。どのような小さなトラウマ体験や喪失体験であっても、自分がそれをどう意味づけ、受けとめているかを認識することが自分自身が納得できていないことも含めて、自らの体験として受け入れるという姿勢にもつながるからである。このように自分の内面に気づき深く知ることは、当事者に対し、聞くのをためらったり、逆に聞き過ぎるといった態度にならないために必要である。

支援者自身の「ケア」については、PFA(Psychological First Aid)にも1つ

の章として取り上げ記載されている。小堀・下山（2006）の指摘する対人援助職の感情労働とバーンアウト予防の視点も重要であるが、特に震災被災地などでの大きなトラウマ体験者に接したりすると支援者自身の抱える自己のトラウマや喪失体験が揺さぶられるような体験をすることも少なくない。たとえば、被災地で支援していたボランティア学生が自分でも予測していなかったような自己のトラウマに直面化し、強い感情的動揺やメンタルヘルスの不調を訴えることがあることも見聞きした。

(2)援助者と状況（文脈）との関連

援助者は以下の状況と関連している。

①否定的な感情調整：当事者の無関心、当事者の強い苦痛に直面するとき、当事者からのフィードバックが欠けているときなど

②人間関係における距離の規則：親密さと自主性のバランス（とアンバランス）への理解・改善の必要性

③共感性疲労の可能性の減少：仲間や家族からのサポート

④レジリエンスの強化と再生：自分の内なる安全な場所と繋がること（共感、奨励、ケア）

このような援助者の支援にあたっては、Sakakibara・Kitakaze（2015）が東日本大震災時における援助者へのインタビュー調査をもとに3つの時期によって援助者に求められる支援の有効性が異なると述べている。

1）被災地に赴く前：他の専門家集団との交流の大切さ
- 被災地に関する知識を得ること
- 災害支援に関する本を読むこと
- 災害支援のトレーニングを受けること
- 被災者自身からの情報を得ること
- 支援者の職場なり所属からの了解・理解

2）被災地において：

① 専門家としての経験が災害支援に有効に働く

第3章 トラウマケア／リカバリーの専門家養成プログラム 71

- 同じ被災地域での他の支援者たちとの交流
- 他の支援組織との交流
- 被災地以外の医師や心理臨床の専門家と話すこと
- 被災地以外の友人とのメールのやり取り（SNSで元気をもらう他）
- 被災地以外の地に於ける心理支援者としての体験
- 被災地以外の地における医療チームの一員としての体験
- これまで学んできた精神科医療の知識

②被災地の人々との交流や非専門的NPOグループとの協働が有効に働く

- ティーサロン活動に参加
- リラクセーション・イベントの運営に参加

3）被災地支援から離れた後：体験をシェアしあうことの大切さ

- 仲間体験を語りあうこと
- 支援体験を簡潔にレポートする
- しばらく時間をおいて、現地で関わりのあった人と会う

　このように援助者の支援にあたっては、活動の時期に応じた適切な支援が望ましい。また、愛着安定が高ければ、共感満足を経験する可能性も高い。適当な（外側と内側）サポートのリソースを有する支援者は、困難をうまく扱い、困難に直面しても平静と信頼を回復させることができる。これらは、人との出会いにおける決裂や関係性の修復の力を高める。安定感のある支援者は、継続して意義的、感情的に自分自身と関わることにより、より満足と成長の感覚を体験するのである。

3-4-6　JICTERにおける包括的グループ表現セラピープログラムの構築に向けて

　グループ表現セラピーの特徴を下記にまとめてみる。

①トラウマによってダメージを受けた言語野の力に頼らない。

72　第1部　トラウマケアの今日的課題

②体験ベースであり、感情を強く動かすことができる。

③現在・過去・未来を同時に体験できる。記憶の中に統合する力が強い。

④認知行動療法（Cognitive Behavior Therapy：CBT）とほぼ同等の効果が期待できる。

⑤心的外傷後成長（Posttraumatic Growth：PTG）（宅，2014）も得られる可能性がある。

⑥PTSDの治療／予防に効果的である。

　このような特徴と本章3-4-1～3-4-5の考えを取り入れて、JICTERでは〈感情と認知の統合〉を目指したトラウマケア（リカバリー）とPTSD予防のための包括的なプログラムを開発したいと取り組んでいる。

JICTER トレーニングコース・プログラム
―トラウマケアとPTSD予防のためのグループファシリテーションと表現セラピー―

●第1ステージ：トレーニング（120時間）

　トラウマケアとＰＴＳＤ予防のための知識（Knowledge）と気づき（Awareness）とスキル（Skill）を学ぶ。グループ表現セラピーを通した自己理解と他者理解、相互理解をめざす。

●第2ステージ：ファシリテーション・トレーニング（60時間）

　グループ表現セラピーのファシリテーションについて特に深いスキルの学びとそれをどう仕事に生かせるかについて学ぶ、実地訓練（ファシリテーション体験）。インターンシップ。

- グループスーパービジョン
- ファシリテーションしたワークショップの内容をスーパーバイザーがチェック
- 個別スーパービジョン（各活動領域／東北／JISP国際支援活動地域）

●第3ステージスーパービジョン（60時間）　構想中

　より専門性を身につけるためのスーパーバイジー体験

次章では表現セラピーのうちイスラエルのセラピストのワークショップの実際について、参加者の体験記録をもとに紹介する。

引用・参考文献

アドラー・アルフレッド（1932）. *What life should mean to you.*（高尾利数訳）（1984）. 人生の意味の心理学　春秋社.

足立啓美・鈴木水季・久世浩司（2014）. 子どもの逆境に負けない心を育てる本：愉しいワークで身につく「レジリエンス」　法研.

アミア・リーブリッヒ（2015）. 心的外傷後（PTG）研究におけるナラティブ・アプローチ〜苦労体験学（Suffering Experience Research）に向けて〜（いとうたけひこ・山崎和佳子訳）　和光大学総合文化研究所年報　88-103.

ダニエル・ベルトー（小林多寿子訳）（2003）. ライフストーリー：エスノ社会学的パースペクティブ　ミネルヴァ書房.

Boss, P.（2006）. Loss,trauma,and resilience : Therapeutic work with ambiguous loss Norton　ポーリン・ボス（中島聡美・石井千賀子監訳）（2015）. あいまいな喪失とトラウマからの回復（とくに第4章　意味を見出すのに役立つことは何か）pp. 121-143　誠信書房.

飯野雄治・中原さとみ（編）（2012）. リカバリーの学校の教科書　EDITEX

井上孝代（2016）. トラウマ・ケアにおけるBibliotherapy（読書療法）の体験ワークショップ　外来精神医療, **16**（1）, 78-79.

石井京子（2009）. レジリエンス定義と研究動向　看護研究Vol.42 No.1 3-44.

石井千賀子・左近リベカ（2012）. 自死による曖昧な喪失を体験した子どもと家族へのケア　精神療法, **38**（4）, 466-472.

J. W. ペネベーガー（余語真夫監訳）（2000）. オープニングアップ：秘密の告白と心身の健康　北大路書房.

ジェラルド・モンク，ジョン・ウィンズレイド，キャシー・クロケット，デヴィッド・エプストン（編）（国重浩一・バーナード紫訳）（2008）. ナラティブ・アプローチの理論から実践まで　北大路書房.

ジョージ・A・ボナーノ（2009）. *The Other Side of Sadnes.* 高橋祥友（監訳）（2013）. リジリエンス：喪失と悲嘆についての新たな視点　金剛出版.

川上憲人（2010）. トラウマティックイベントと心的外傷後ストレス障害のリスク：

閾値下PTSDの頻度とイベントとの関連　平成21年度厚生労働科学研究費助成金
（こころの健康科学研究事業）分担研究報告書　17-25.

北山徳行（2010）．トラウマが脳に与える影響―脳の形態変化と発達・形成の障害を
中心に　Japanese Journal of Traumatic Stress Vol.8 No.1 20-25.

小堀彩子・下山晴彦（2006）．対人援助職の感情労働とバーンアウト　臨床心理学
Vol. 6 No. 5　pp. 600-605.

Lahad, M., Shacham, M., & Ayalon, O.（Eds.）.（2013）. *The BASIC Ph: Model of coping and resiliency: Theory, research and cross-cultural application*. London and Philadelphia: Jessca Kingsley Publishers.

Lieblich, A.（1980）. *Kibbutz Makom*, リーブリッヒ、アミア　樋口範子（訳）（1993）.
キブツ：その素顔　ミルトス.

Madigan, S.（2010）. *Narrative Therapy*. American Psychological Association. マディガン, S.（児島達美・国重浩一・バーナード紫・坂本真佐哉（監訳）（2015）. ナラティブ・セラピストになる：人生の物語を語る権利をもつのは誰か？　北大路書房.

ボリス・シリュルニク（林昌宏訳）（2014）．心のレジリエンス：物語としての告白
吉田書店.

マーガレット・シュトレーベ，ロバート・O・ハンソン，ヘンク・シュト，ウオルフガング・シュトレーベ（編）（2014）．森茂起・森年恵（訳）　死別体験：研究と介入の最前線　誠信書房.

マーク・W・フレイザー（編著）（2009）．子どものリスクとレジリエンス：子どもの力を活かす援助（門永朋子・岩間伸之・山縣文治訳）　ミネルヴァ書房.

松井洋子（1994）．からだで、おはなし：親と子のふれあい体操　太郎次郎社.

村本邦子・中村正・荒木穂積（編）（2015）．臨地の対人援助学～東日本大震災と復興の物語　晃洋書房.

モンク・ジェラルド，ジョン・ウィンズレイド，キャシー・クロケット，ディヴィッド・エプストン（編）（2008）．ナラティブアプローチの理論から実践まで：希望を掘り当てる考古学（国重浩一・バーナード紫訳）　北大路書房.

中井久夫（2011）．復興の道なかばで：阪神淡路大震災一年の記録　みすず書房.

岡野憲一郎（2009）．心的外傷とレジリエンスの概念　Japanese Journal of Ttaumatic Stress **Vol.17 No.2** 52 (148)-60 (156)

National Child Traumatic Stress Network and National Center for PTSD.（2006）. Psychological First Aid: Field operations guide,2nd Edition. http://dmh.mo.gov/

docs/diroffice/disaster/pfafieldoperationsguide 2 ndedition.pdf 兵庫県こころのケ
アセンター（訳）（2009）．サイコロジカル・ファーストエイド：実施の手引き 第2
版 http://www.j-hits.org/psychological/（2016年3月16日取得）

小野和子（2015）．「語る」—「聞く」という営み：東日本大地震の波をくぐって 村本
邦子・中村正・荒木穂積（編）隣地の対人援助学：東日本大地震と復興の物語（第
4章） pp. 35-42 晃洋書房．

小塩真司（2009）．回復力、弾力のあるこころ：レジリエンスの心理学 児童心理，
63（5），456-460． 金子書房．

小塩真司・中谷素之・金子一史・長峰伸治（2002）．ネガティブな出来事からの立ち
直りを導く心理的特性：精神的回復力尺度の作成 カウンセリング研究，**35**，57-
65.

櫻井厚（2012）．ライフストーリー論 弘文堂．

Sakakibara, S., & Kitakaze, N.（2015）. The support for Psychological professionals
working for survivors of The Great East Japan Earthquake Poster
presentation,The 5th World Congress of Asian Psychiatry（WCAP）（Fukuoka）

佐藤彰・秦かおり（編）（2013）．ナラティブ研究の最前線：人は語ることで何をなす
のか ひつじ書房．

重村淳・廣川進（2015）．シンポジム：人々のために働くということ：救援者・支援者
のメンタルヘルスをめぐって 第14回日本トラウマティック・ストレス学会「"語
る"を支えるトラウマケアへ」 第14回日本トラウマティック・ストレス学会プ
ログラム・抄録集 p. 105

竹内恵子（2003）．乳幼児健診から見えたコミュニティメンタルヘルス 氏家靖浩（編）
コミュティメンタルヘルス p. 57 批評社．

宅香菜子（2014）．悲しみから人が成長するとき—PTG 風間書房．

WHO（World Health Organization）（2011）．心理的応急処置（サイコロジカル・ファ
ーストエイド：PFA）フィールド・ガイド

第2部　トラウマケア／PTSD予防と
　　　　グループ表現セラピーの実際

第4章 被災支援者養成のための
グループ表現セラピーの実際

はじめに　表現療法とイスラエル

シュロミット・ブレスラー（Dr. Shlomit Bresler）

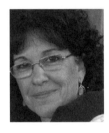

紹介：
　専門：ビブリオセラピー（読書療法）、心理療法、
　PTSD予防・対処
　セミナー・キブツィム・カレッジで修士、ビブリオセラ
　ピートレーニングプログラム部長
　グリーフ専門グループファシリテーター、ライティ
　ンググループ指揮
　個人クリニック開業（ビブリオセラピー、精神療法、
　スーパービジョン）

　JICTERは、イスラエルのNPOであるイスラエイドと深い関係を持っている。読者にとってはイスラエルにおける表現療法の分野に関する情報が興味深く思われるだろう。表現療法は、創造的で表現的なプロセスを含んだ様々なアートの分野であり、そこには心理的・発達的、あるいは身体的な困難を持っている人たちのためのものである。その種類は、音楽療法、ダンスと動作療法、芸術療法、演劇療法、サイコドラマ、そしてビブリオセラピー（読書療法）がある。いずれにおいても、3種類の参加者がいる。第1にはセ

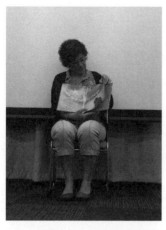

ワークの導入となる物語を参加者に向けて読む、ブレスラー博士

ラピスト、第2にはクライエント（それは個人であったり集団であったりする）、そして表現的なプロセスそのものである。それらのもとにあるのは三角形の関係であり、その中で創り出された創造的な経験が表現を生み出し、動作を生み出し、感情的な処理を生み出し、変化を生み出す。それらはクライエントのより良き健康へとつながってゆく。芸術的な活動は、その治療的なプロセスの中では新しい追加的なチャンネルを開く。そこでは人が、彼の内的な世界と外的なリアリティをコミュニケイトできるようになる。重要なのは、日々の普段の生活で語られた言葉では表現できないような非常に細やかな感情のニュアンスである。これらの治療的なツールは、無意識と芸術的な活動との間に存在する直接的な関係を利用する。我々の日常の生活・関係・行動・選択などに大きな影響を与えるような無意識なプロセスをセラピーで実現したいという考えのもとでは、これらの直接的なコネクションが役に立つ。すなわち、セラピーにおいて表現的なツールを使うということは、自分たちを言語的に表現することが難しいというような人々のためにバイパスを提供する。言語的な対話を単に媒介するだけでなく、実際にそれらは、他の方法では得られないような非常に深い内容をもたらすパワーがあると考えられている。右脳と左脳の見方からすれば、人間における異なった現象を含む脳の機能を説明するものとなっているわけだが、そういった表現的・創造的なツールをセラピーにおいて利用するということは、2つの半球の統合をおこない、人間の成長と幸福を高めるような、全体的なプロセスに貢献すると言える。

　表現セラピーの分野と専門性はイスラエルではよく知られており、日常的

なものであり、よく発達している。たくさんのトレーニングのプログラムがあり、それらの多くは、修士レベルの学術的なものである。公立および私立の様々な機関、病院、学校が、そのヒーリングやリハビリテーションのプログラムの中で表現療法を用いている。そしてたくさんの異なった芸術分野のセラピストがクリニックを開業している。非常に活発な組織もあり、表現療法者たちが会議や、卒業後の旅行プログラムを行い、一般人とセラピストに対して情報提供している。またそこでは、倫理、あるいは専門性の向上というようなことにも取り組んでいる。ここ数年間、イスラエルにおいては表現セラピーの専門家の地位を法制化するための努力が行われてきている。職業的な可能性を広げたり、トレーニングのプロセスを発達させたり、そういった機関が増えてきているということは非常に興味深い。なぜそのように発展してきているのであろうか。

　それについて様々な方向においての説明が可能である。まず、国家としてのイスラエルは1948年に建国後もずっと政治的なチャレンジや、安全保障上の脅威にさらされ続けてきている。それは中近東の近隣諸国との絶え間ないコンフリクトに直面しているからである。その結果、さまざまなストレスが生み出されてきた。戦争それ自体、それからそれに関連するような心理的意味（たとえば喪失・緊張等々）、国境に近いところでの開拓や市街地における持続的な緊張、テロの恐れ、経済的な結果、というように脅威の恒常的な存在がある。これらのすべては、実際的にも科学的にもトラウマという分野での関心を高めており、それはトラウマ、PTSD、治療とレジリエンスの構築ということである。経済的、あるいは予算的な資源が築かれ、研究と学問の応用が行われている。こういった状況のもとで表現療法の非常に早い出現と発展が、生まれている。

　もう1つのより広い理由としては、極限的なものではなく、伝統的な言語による治療とは違ったセラピーの探求というものが課題となっている。その背景として言語的なコミュニケーションの限界、特に情動の表現における限

界があるということがより理解されるようになってきており、芸術的な表現を内的な世界に到達するためのツールとして使うということが効果的であるということが自然なことだと思われてきている。

　多くの社会学者は、イスラエルが革新や新しいアイデアに対して強い情熱を持っていることを理解しはじめている。携帯電話が他の国では、まだ広まっていない頃、イスラエルでは既に多く使われていた。イスラエルの民は、長い彷徨の歴史、移民の歴史、外国の困難に直面しているということがあり、変化に対して順応する能力を発達させざるを得なかったということである。こういった歴史的背景のおかげで、治療的な世界における新しい考え方を採用することにもなってきている。

　もう1つの理由は、ファッショナブルな傾向である。心理療法という職業は魅力的であり、それは芸術・表現療法だけではなく、他の分野でも人気がある。すなわち、代替医療、スピリチュアルなテクニック、身体と心の治療的な方法、それらのすべてがたくさんのワークショップで提示され、学習されてきており、国全体でそのような研究がなされている。それらの一部は"ニューエイジ"と呼ばれてきている。表現療法は、より学術的に基礎づけられて制度化されている。

　最後の理由として主張したいのが、イスラエルが相対的に新しい移民の国であるという位置づけからきている。すなわち、非常に異なる起源をもつ、たくさんの文化グループがイスラエルへと入国し、その全ての人たちがそれぞれを理解しようとする一方で、各独自性を維持してきた。芸術的な表現は、心理的な治療においても他の生活においてもそうであるが、コミュニケーションの重要なツールである。それは、異なった言葉や態度やその他諸々の側面に対して橋渡しをするというような役割がある。この最後の論点は、イスラエルのセラピストが過去5年間に日本の教育や心理学分野に持ち込んだ"魔法"を理解する助けになるであろう。2011年の災難のあとサポートへのニーズとコーピングスキルが生まれて、異なった芸術のツールが日本の専門

家に提供されてきている。それらは学習することが比較的容易で、言葉や文化的な違いを超えている。これは、イスラエルのグループ表現セラピーの専門家たちが歓迎されている1つの大きな理由である。彼らのほとんどは表現療法だけでなく集団療法の専門家でもある。その結果JICTERが生まれてきたのである。このあとの各章を見ていただければ、そういった具体的な受け入れ方の理由というものもわかってくるであろう。(いとうたけひこ、福本敬子訳)

4-1　ヒーリングジャパン・プロジェクトにおける表現セラピー

福本敬子

4-1-1　東日本大震災における心理社会支援

　東日本大震災から数年経った現在でも、未だたくさんの方が心の傷やトラウマといった見えない被害を抱えていると言われている。JISPは、その前身団体であるイスラエル国際人道支援フォーラム（イスラエイド：IsraAID）と連携し、各種表現セラピーを用いた心のケアやPTSD（心的外傷後ストレス障害）予防を目的とした心理社会支援[1]をワークショップ形式で行っている。

　ヒーリングジャパン・プロジェクトでは、言語表現とアートなどの非言語表現を組み合わせて使用することで、感情や思いをよりスムーズに外に発散することができるようになるという心理学的根拠を基に、ホロコーストなどの歴史的経験からトラウマについての多様なノウハウがあるイスラエルより、トラウマを専門とし、その分野で20〜40年間トラウマを体験した人たちと関わる経験を持つイスラエル人セラピストを招聘し、表現セラピーやグループ・ファシリテーションのメソッドを用いて、被災者や支援者に合ったプログラムを模索してきた。また、各ワークショップに参加した方々の感想や

---

1) 心理社会支援（Psycho Social Support：PSS）心理社会支援（PSS）とは、人が心理社会的健康で幸せでいる状態を守り、促進していくために行われる、地域や外部からのサポート全般を指して使われます。特に緊急事態におけるPSSの活動は、コミュニティのレジリエンス（回復力）の構築、グループのサポート、ストレスマネジメント、ストレス解消、生活スキルの回復や傾聴などが含まれます（国連IASCガイドラインより）。

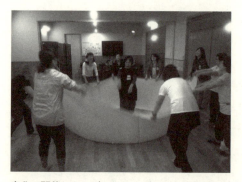

東北で開催した、ダンスムーブメントセラピーで使ったツール

フィードバックを頂き、より良いプログラムの開発に努め、60名以上の国内外の専門家により、臨床心理士や教師や養護教員、カウンセラー、ソーシャルワーカー、地元のリーダー、NGO／NPOスタッフ、大学院生など、3000人以上の人たちに心理社会支援と、コミュニティレジリエンスに関する集中トレーニングを提供してきた。JICTERが始動するまで、東京では専門家や支援者に対して、また、京都や大阪でも支援者や福島県から避難している方々に向けて、ワークショップを開催してきた。

　ヒーリングジャパン・プロジェクトは、理論的カリキュラムと実践を中心に行う多面的なプロジェクトであり、トラウマが残る被災者に対して有効な技法を伝えるだけでなく、支援を行う地元の専門家ネットワークの開発を目指す集中トレーニング・コースである。

　その主な目的としては、
① ポスト・トラウマに関する知識、そのプロセスや典型的、或いは、病理学的な警告シグナルに関する理解を、東北地方の支援者に提供する。
② トラウマに関する問題への対処法として、非言語媒体である、アート、音楽、演劇、心理ドラマやムーブメントの利用方法を紹介する。
③ トラウマ治療において世界的に先端を行くイスラエルの技術を、日本独自の文化に順応・適合させる。
④ トラウマの問題に高い技術を持って持続的に対応できる専門家ネットワークを構築する。

　本プロジェクトは、2011年11月にニューヨーク日本商工会議所から表彰を

受け、また、宮城県知事からも栄誉賞をいただいた。2014年度は、東北を中心に日本各地で約1000名の方々にワークショップを提供した。

4-1-2 ヒーリングジャパン・プロジェクトの展開

　JISPの前身であるイスラエイドが、2011年7月に宮城県亘理町にて初めてグループワークショップを開催したのがきっかけで本プロジェクトは始動した。当時は、海外の支援団体であったこと、そして、心のケアについて関心を持つ人々が少なかったため、支援を申し出ても必要がないと断られることが多かったが、児童館で子供達にアートセラピーのワークショップを開催した。その時に大きな模造紙を4つのパートに分け、津波・家・希望・幸せそれぞれの絵を描くように勧めたところ、子供達はまず黒いクレヨンを手に取り、津波の文字を真っ黒に塗りつぶした。それを見た先生方は、以前と変わらず無邪気に遊んでいる子供達に、津波が与えた影響を知り、支援を受け入れることを承諾してくださった。また、仮設住宅で津波後にゆっくりと眠ることができないとおっしゃっていた方が、ワークショップ参加後に、眠れるようになったという実際の声から、本プロジェクトのニーズを見出し、活動を展開した。その後、震災を体験した方々のストレス軽減と将来的な支援と準備のため、長期的な専門家のキャパシティ・ビルディングを目指し、福島県、宮城県、岩手県にて30の異なるグループ、東京、大阪、京都で専門家や避難されている方々に向けてのトレーニングコースを開催するなど、その活動を拡大してきた。

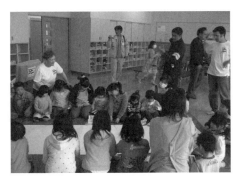

東北で開催した、初めてのワークショップの様子。子供達は、津波・家・希望・幸せの絵を描くようにアートセラピストから指示された。

86　第2部　トラウマケア／PTSD予防とグループ表現セラピーの実際

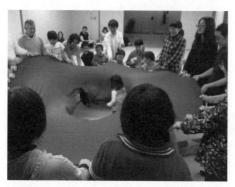

セラピストが伝えたツールは、このようにして現地での活動に活用されている。写真提供：NPO法人すんぷちょ

　ヒーリングジャパン・プロジェクトは、キャパシティ・ビルディングとサスティナビリティ（持続可能性）に焦点を当て、小さいながらもターゲットを絞り集中的に活動することで、トレーニングを受けた支援者がその技術を用いて支援をおこない、持続的な「波及効果」をもたらすことを目指している。実際に、トレーニングの参加者は、プログラム終了後、自身の支援活動に取り入れるなど、現地から自主的に活動を広げている。

　本プロジェクトは、4つの段階を経て展開してきた。2011年7月～2012年10月まで、直接被災者支援を行った（第1ステージ）。徐々に被災者を支援する教育者や心理の専門家、NPOやNGOのスタッフの人たちへと活動を広げていった（第2ステージ／第3ステージ）。そして、中長期的な目標として、震災時の心理社会支援で役立つ、専門家へのトレーニングプログラム開発を行っている（第4ステージ）。各ステージを期間で区切っているが、各コミュニティーのニーズに応じて、重複展開してきた。

◎コラム１：震災後の宮城 アートの役割◎

NPO法人アートワークショップすんぷちょ　西海石みかさ

　NPO法人アートワークショップすんぷちょは「すべての人にアートを」を掲げ、障害のあるなし、年齢、性別などに関わらずいっしょにアートを楽しむ活動を行っています。

　しかし震災当初は、私の専門であるダンスができるような状況ではありませんでした。

　絵本を届ける活動で避難所に入っていくと、みなさんが声をひそめるようにしています。

　長く関わった障害者の支援施設では、普段は明るい方が声が出ない、夜眠れない、施設の建物に入れないなどの状況であることを知りました。

　津波の被害が近くまで及んだ高齢者の施設では、「家に帰りたい」と叫ぶ人、ご家族を亡くしても笑顔で介護している人に出会いました。

　はじめは絵を描くこと、そしてストレッチなどからだを動かすことからでした。とにかく手を動かしたり、からだを動かしたりすることで、なんとなく気持ちがほぐれていく。そういう様子を見て、ほっとしたことを覚えています。

　2013年に石巻で出会った中学生が忘れられません。彼は、小学校５年生で被災。学校の屋上からまちの様子を見ていたそうです。お母さんの話では、それまで何事にも積極的だった彼が震災以来、「どうせ自分には何もできないんだ。」というのが口癖になったとのこと。その日もワークショップには参加しませんでした。彼が立ち直るにはどんなことが必要だったのでしょうか？

　2014年６月に石巻でスマダールの「ダンス・ムーヴメントセラピーワークショップ」があることを知り、メンバーを誘って２日間参加しました。それが私たちとJISPの出会いでした。参加者の動きを引き出して、みんなでそれをまねするワークは、私も普段自分のワークショップで行っている事で、親しみを感じました。さらに、青い円形の布のドーナツの穴の部分に捨てたいことを捨てたり、宝物がうまれてきたり、「ここでは自由に動いていい」と感じて動きを楽しみながら、自分の内面に気づきシェアするしかけがありました。「こういうワークショップが宮城県には必要！自分たちもできるようになりたい！」私だけでなく周りの人たちにも学んでほしいと思いました。

　その後、私達はJISPのご協力で「アートを用いたグループファシリテーション36時間トレーニングコース」を始めました。６か月の間、毎月理論と実際のワークの体験をして、私たちは「これを活かして自分たちのアートプログラムを実践しよう」と話し合っています。私は、スマダールの青い布を真似て布のワークをとりいれています。メンバーの一人はタミーのワークをとりいれて美術と演劇を融合したプログラムを作りました。

　今後も引き続きJISPに学びながら、アートプログラムを実践していこうと思います。地元にいるからできる長い活動。ゆっくり回復していく過程に関われたらと思います。

88　第2部　トラウマケア／PTSD予防とグループ表現セラピーの実際

4-1-3　4つのステージ

1) 第1ステージ：被災者の支援

信頼関係の構築と表現セラピーの紹介　2011年7月～2012年10月

　約1年半開催した第1ステージでは、仮設住宅や避難所など、被災地各地でのコミュニティーグループとの関係づくり、ニーズアセスメントと信頼関係の構築、トラウマ体験や不安、喪失に対処するための表現セラピーの概念や技法の紹介に焦点を当て、各種表現セラピーを実際に体験してもらうことによって学ぶ、グループワークショップを開催した。

　これは、喪失や不安、トラウマ経験に対処するための安全で間接的な表現セラピーのテクニックと基本的なコンセプトを参加者に知らせることで達成された。

　【理論的根拠】表現セラピーは、非言語テクニックと言語表現とを合わせることによって、個々人が困難や、社会的、発達的、感情的そして認知的発達に対処することを助ける。創造的アクティビティは、個人の内なる強みを活性すると同時に、個人の全潜在能力に達することを可能にする。

2) 第2ステージ：支援者の支援

アートを用いたグループ・ファシリテーション　2012年11月～2013年9月

　第2ステージでは、「支援者の支援」をターゲットにし、主に教育関係者への専門トレーニングを提供した。例）60時間のプログラム開催と修了証の発行。

　視覚芸術を用いたグループ・ファシリテーション[2]を重視し、その主なゴールは、地震と津波被害によって影響を受けた人たちと接するためのグループ・ファシリテーションツールを支援者に提供することであった。

　【理論的根拠】言語的なグループでは、個人が1度にできる表現は限られている。アートを用いたグループでは、すべての人がそれぞれの方法で自分

---

2)グループ・ファシリテーション：近代、サポートグループや様々な形のグループは個人のエンパワーメントにつながることが確証されている。グループ・ファシリテーションはそういったグループを形成し、グループ内のコミュニケーションを円滑にするための手法である。

自身を表現できると同時に、それぞれが自分のタイミングで、かつそれぞれのレベルで参加することができる。アートを用いたグループ設定では特に言語的なコミュニケーションが難しいグループのために、新しく、そして異なる形のコミュニケーションを提供することができる。多くの場合、アートは、以前は不可能であった言語的表現のための入り口としての役割を果たすことが可能である。また、アートを用いることで、個人よりも創造に焦点を当て、間接的なグループの会話を広げることを可能にする。これによって、グループメンバーがお互いに開示できる安全な設定を提供する。

3) 第3ステージ：支援者（専門家）の支援
PTSDと表現セラピー〜コーピング、レジリエンス〜　2013年9月〜

　第3ステージでは、支援者、主に心理の専門家（臨床心理士、スクールカウンセラー、児童相談員、心理学専攻学生、セラピスト、大学教授等）を対象に、PTSD予防ツールとしてのコーピング[3]とレジリエンス[4]を高めることに焦点を当てた。例）約100時間のインテンシブ・トレーニング・プログラムを実施した。その主な目的は、個人（被災者や支援者、専門家も同様に）のコーピングとレジリエンス力を高めるためのツールを提供すること、また、トラウマ体験や喪失、不安を抱えた人々に対応するための基本的なトレーニングを想定し、コミュニティのレジリエンスを強めるための予防法などを考案することであった。

　【理論的根拠】トラウマは、個人のコーピングメカニズムでは対応できないほどの極端な状況（大規模震災）によって引き起こされる。トラウマ予防における鍵となる要因の1つは、そのPTSDへの長期的な展開や、極端な危機を

3）コーピング：ストレス反応を低減することを目的とした絶えず変化していく認知的、行動的努力のプロセス。対処と訳されることもある。（心理学辞典より抜粋）
4）レジリエンス：精神的な回復力ないしはストレスに対する抵抗力、困難に打ち克つ力を指す。また、逆境に耐え、試練を克服し、健康な精神活動を維持するのに必要な心理特性をも意味する。（宅香菜子著「悲しみから人が成長するとき─PTG」より抜粋）

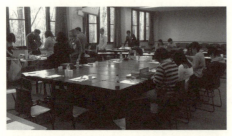

克服する助けとなる社会支援グループの強化や新たに追加のコーピングメカニズムを発展させることである。

仙台市にある宮城女子学院大学で開催された、専門家に向けてのアートセラピーワークショップの様子。

4) 第4ステージ：支援体制の確立

日本国際トラウマケア／緊急支援センター（Japan International Center for Trauma-care and Emergency Relief：JICTER）2014年10月〜

　第4ステージでは、自然災害に備え、またその協力団体であるイスラエイドと共に、日本の専門家、海外や被災地で働く人や臨床心理士、スクールカウンセラー、セラピスト、そして大学院生を対象に長期的なトレーニングプログラムを開催している。

　2014年夏より、JISPはトレーニングセンターの設立に向け始動、2014年10月よりJICTER準備委員会主催60時間トレーニングワークショップを提供し、2015年4月より、第1期120時間トレーニングコースを開催してきた。JICTERでは、トレーニングプログラムの提供と共に、日本におけるトラウマケアや緊急支援の実践研究拠点として、イスラエイドとの連携プログラムの開発、専門家のネットワーク構築、ヒーリングジャパン・プロジェクトや東北

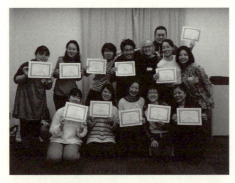

JICTER専門家向けトレーニングコース修了後、セラピストより修了証が渡された。

の声プロジェクトについての研究と国内外で開催される学会での発表、将来引き起こりうるであろう国内外震災への緊急支援を主な活動としている。

第4ステージの当初計画は以上のとおりである。第3章で述べたように、現在、第1期の修了生が、イスラエルのアートセラピストのアシスタントとして東北で活躍するようなプログラムを予定している。

◎コラム2：支援者を支援すること◎

仙台市錦ケ丘児童館　館長　小林智明

震災後、私は児童館に来る地域の子どもたちやその保護者を支えようと一生懸命でした。そのため自分の家族をおざなりにし、また自分の身体の声をきくことも忘れていました。しかし、ある時、仲間である職員の疲弊や不安の声が聞こえてきたので、私自身も自分の疲れにようやく気が付きました。それを機に、「多くの被災者支援をする人たちにも支援が必要だ。私も被災者の一人ではないか。」と思い始めたのです。

ちょうどその頃、IsraAIDが宮城県内で被災者だけでなく、幼稚園教諭など支援者の為のストレスケアの活動をしていたので、すぐにコンタクトを取りました。彼らの活動やミッションに賛同した私は、仕事のつながりや支援活動をしている友人たちに声を掛け、小さなスタディ＆ケアグループを作って活動を始めました。

参加したメンバーは、教員や保育士・相談員などの支援者でした。ほぼ全員が表現セラピーはもちろんグループワークの経験もありません。どんな活動になるか、毎回、ドキドキしました。笑い声でいっぱいになる導入から始まり、徐々に自分の不安や悲しみ、苦しさに気づき、絵や動きで表現する。そしてそれを、言葉を使ったシェアリングを通して共感してもらうことで、大きな癒しを得る。ある参加者は震災後に初めて泣き、ある参加者はつらい気持ちを初めて外に表現しました。そんな日々でした。

1年半ほどグループとしてワークショップを続けました。参加したメンバーは現在もそれぞれの職場で活躍しています。

支援者は常に支援する対象の人がいます。人の気持ちに寄り添う支援者は、自分の気持ちを抑えたり、他者のつらい思いに共感することでともに疲労することが多いのです。

このワークショップを通して私が学んだことは、自分が抱える不安な気持ちや弱さを、言葉を使わずに表現することで、自身と向き合い回復させることができるということです。その後、私自身もしばらく続いた忙しい生活の中で、家族や自分に対して良い向き合い方が徐々に出来るようになったものです。

私は現在、多くのセラピストから学んだ様々な表現手法を取りいれ、職員や児童館に遊びに来るお母さん達、子どもたちと、クレヨンや粘土・ムーブメントのワークショップを行っています。今後も機会があればワークに参加させてもらい、仕事での活用の他、震災支援活動に関わっていきたいと考えています。

4-2 アートセラピー(1)

講師：ロニット・アミール（Ronit Amir M. A）

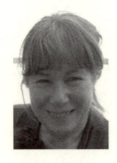

紹介：

アートセラピー、PTSD対処・予防専門
登録アートセラピスト兼スーパーバイザーとして、複数の施設や個人クリニックで30年の経験を持つ
1987-2010：イスラエル、ハイファ大学にてアートセラピー講師
1992-2002：アートセラピー専門家に向けた、心理療法プログラム創始者兼コーディネーター

アートセラピーとは：

　アートは、私たちの内部にある感情的な世界と、外側にある対人的で社会的な世界の橋渡しとなり、間接的で投影的な介入を可能にする。また、アートは繊細な問題を扱うための安全な空間を作り出すため、圧倒されることなく、感情を表現することができる。アートセラピーでは、こういった創作活動のセラピー的な側面を活用する。
　「アートを作り、その作品について振り返ることで、人は自己と他者についての気づきを高めることができ、認知能力が高まり、創作活動の持つ人生を肯定するような喜びを通じて、症状やストレス、トラウマ的体験に対処できるようになる」（American Art Therapy Association）

ワークショップのねらい：2014年10月11・12日
　「アートセラピーとトラウマケア」
- ビジュアルコミュニケーションとしてのアート：社会・宗教・創造・儀

式、そして過去から現在までの精神的回復力としてアートの使用とその目的

- トラウマについての定義と説明：様々な症状と感情のタイプ、トラウマの影響についての生物学的な説明
- アートを用いた外傷体験のプロセスと統合
- コーピングとレジリエンス構築ゴールについて
- ポストトラウマティックグロース（PTG）
- アートセラピーワーク体験

ワークショップの内容：

　本ワークショップでは、アートセラピストのロニット・アミール氏をイスラエルより迎え、「アートセラピーとトラウマケア」をテーマにワークショップをおこなった。まず初めに、ワークショップ参加のための準備として、灯台の絵が描かれた紙に、2つのことについて（自分の専門と仕事上での信念とこのワークショップを受ける目的）記載するように指示され、その紙を2日目のワークショップが終わるまで、封筒に入れた。最初のアクティビティーとして、"生命の色を感じるワーク"を行った。そこでは、第1言語と第2言語について説明され、参加者は考えているときの色と感じているときの色を表すカードを選んだ。次に、表現セラピーについての紹介があった。そして、特殊感覚を体験し、自分やグループメンバーと知り合うために、ムーブメントを使ったウォームアップを行った。その後、パワーポイントを用いて、多様な側面からアートとトラウマのつながりについて下記のような理論的説明があった。①視覚コミュニケーションとしてのアートについて（その目的と過去から現在までどのように、社会・宗教・創造・儀式・レジリエンスのためにアートが用いられてきたか）、②トラウマの定義と説明（その様々な症状と感情について）、③トラウマによる影響についての生物学的説明、④トラウマのプロセスと統合にアートを用いる利点について、⑤コーピングとレジリエンス構築のゴールについて、⑥PTG（ポストトラウマティック・グロース）について、

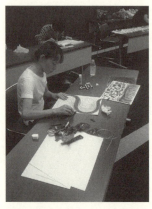

様々な画材を用いて、自分の人生を川として表現

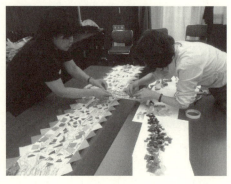

それぞれが制作した、自分の人生の川をつなげるペアワーク

　1つ目のアクティビティー"人生を川であらわす"では、様々な画材を用いて、自分の人生を川のイメージで表した。2つ目のアクティビティー"橋で川をつなぐ"では、参加者は2〜3人組に分かれ、それぞれの川をつなぐ橋を、様々な画材を用いて作った。3つ目のアクティビティー"粘土の体験とイマジネーション"では、触感や感覚、動きや感情を粘土を通して体験した後、粘土から湧き出てくるイメージを作った。シェアの後、一人の参加者の協力を得て、誘導イメージと作品に変化を加えていくことを通して、深いレベルのプロセスがどのように行われるかについての実演があった。4つ目のアクティビティー"画材を通して自分とクライエントを振り返る"では、粘土を用いて、自分とクライエントの関係性を表す2つの器を作り、作品を通してその関係性について振り返った。最後に、灯台の絵が入った封筒が渡され、その紙にこのワークショップで得たこと、そしてこれから続くワークショップで何を得たいのかについて記載する時間を持ち、それを全体でシェアした。

　ワークショップの詳細は表1の通りである。

第4章　被災支援者養成のためのグループ表現セラピーの実際　95

◎コラム3：自分の復興支援◎

ことぶき共同診療所 心療内科　土屋洋子

「なんでイスラエル？」それがプロジェクトについて初めて知ったときにまず思ったことだった。イスラエルでトラウマセラピーが発展したのは、ホロコーストの歴史がありそして現在も戦争をしているからだろう。「戦争」が心的トラウマという概念、病態の解明や治療を飛躍的に進歩させた、という皮肉と矛盾。「イスラエル」の言葉に、そんな皮肉と矛盾を急に目の前に差し出された感じがしてちょっと不機嫌にさえなった。

そんな私がこのワークショップに参加しようと考えたのは、震災を機に支援者として無力感や傷つきがあったせいだと思う。私の想像の及ばない複雑さを抱えた「イスラエル」への興味もあったかもしれない。

表現アートのワークショップに参加して、私の身に実際に起きたことは、私がアートと再会したこと、素晴らしい先生方に出会ったこと、共に学ぶ仲間を得たこと、だった。

色、さまざまな素材、音、リズム、身体の動き、イメージ、物語、等……に手を引かれ励まされるようにして何かに出会う体験。この出会いはほぼいつも新鮮な驚き、恐れ、喜びに満ちているが、何か身に覚えがある感覚－たぶん子供時代の？－だと毎回感じていた。だからアートとは「再会した」という感じだ。

あるいはアートを通じて私がしているのは「自分の復興支援」なのかもしれない。置き去りにしてきた何か、見過ごし／見捨ててきた自分自身と再びコンタクトを取り始めること、つながり直すこと。

イスラエルの先生達から学び続けるなかで、私の支援観も少し変化したように思う。

私という支援者を「通過した何か」を人は受け取って回復し始めることがあるかも？というイメージ。

先生達を通過して、私が受け取った最大のものは「生きているアート」だと思う。それを手がかりにして自分とのつながりを回復したり、成長したりといった変化を促す何か、そしてそれを可能にするスペース。先生達はアートを生き返らせること、そのスペースを作り出すことにおいて魔法使いのようだ、と時に思ったものだ。そのようなスペースで、私はグループの仲間からもたくさんのものを受け取ったように感じる。

「生きているアート」は、人間が誰でも持っているもので、私がそうであるように自分の中に「再び見出す」たぐいのものだと思う。

それは同時に、人間が作り出してしまう様々な矛盾の前にあり、おそらくそれを超える可能性さえあるものだ、と信じたい。

96　第2部　トラウマケア／PTSD予防とグループ表現セラピーの実際

表1　ワークショップの内容
「アートセラピーとトラウマケア」　講師　ロニット・アミール氏

日	時間帯	内容
1日目	～10：00	裏面がシール状になっている紙に自分の名前を記入し、体に貼る。名前を記入するときは、今日のワークショップ内で呼ばれたい名前にする。色つきのペンを使用し、今日の自分の気分に合った色を選んで名前を書く。
	10：00～10：10	輪になって参加者が椅子に座り集まる。灯台の絵が描かれた紙が配られ、自分の専門と仕事で大切にしていること、このワークショップを受ける目的を記入。
	10：10～10：20	自己紹介。講師の先生から自己紹介。その後、参加者のなかで話したい人から自己紹介をし始める。始めにシールで貼った自分の名前を言う。先ほど記入した灯台の紙の内容も全体でシェアリング。シェアリング後、灯台の絵が描かれた紙を各自、封筒に入れる。
	10：20～10：50	～生命の色を感じるワーク～ 第1言語と第2言語についての説明。 配色カードの中から、頭で考えているときの色と感情で感じているときのそれぞれの自分の色を1枚ずつ選ぶ。 頭で考えているときの色は自分の左側に、感情で感じている色の方は自分の右側に置く。 配置の後に全体でシェアリング。
	10：50～12：10	～特殊感覚を体験するワーク～ 輪になって椅子に座っていた状態から、椅子を部屋の隅におき、参加者も講師の先生も皆立ってワークをする。 ～特殊感覚に意識を向けるボディーワーク～ 【特殊感覚】視覚・聴覚・味覚・嗅覚・平衡感覚 【9つの感覚】視覚・聴覚・味覚・嗅覚・触覚・温度感覚・痛覚・平衡感覚・運動感覚 嗅覚は目をつむって部屋の匂いを感じる。視覚であれば色を指定され、部屋の中から指定された色を参加者が各々見つけ、それに向かってまっすぐ歩く。聴覚は参加者が全員目を閉じて、手の音の鳴る方へ歩く。平衡感覚は両腕を広げ、肩の高さまで上げて地球の動きを感じる。味覚はすごく甘いものなどをイメージする。
	12：10～13：00	～講義～ アートセラピーとトラウマについて ①視覚コミュニケーションとしてのアートについて（その目的と過去から現在までどのように、社会・宗教・創造・儀式・レジリエンスのためにアートが用いられてきたか） ②トラウマの定義と説明（その様々な症状と感情について） ③トラウマによる影響についての生物学的説明 ④トラウマのプロセスと統合にアートを用いる利点について ⑤コーピングとレジリエンス構築のゴールについて ⑥PTG（ポストトラウマティック・グロース）について

第4章 被災支援者養成のためのグループ表現セラピーの実際 97

主旨	使用した画材	グループ／個人で感じたこと
ワークショップ参加のための準備	シール、色つきのペン	なかなか今日の気分の色が思いつかず困った。今日の気分を色で表すことに戸惑いを感じた。
左右の色の違い	灯台の絵が描かれた紙	輪になって座ったとき、ワークショップでどのようなことをしていくのか、楽しみでもあり、不安でもあった。灯台の絵を渡されたとき、アートセラピーが始まる実感をもった。
オープニングセレモニー	灯台の絵が描かれた紙	初めて会う方が多かったのでとても緊張した。
右脳と左脳での感じ方や働き方が違う。左右の色のちがいはひとそれぞれ。右側の色の方が明るい人もいるし、左側の色の方が明るい人もいる。人によってカラーが違うこと、参加者が自身の思考と感情の色を把握すること。自分と他人の選ぶ色の違いを実感することで、他者を理解するにあたって他者の枠組みがあることを理解する。	色紙	色が何色も用意されていたためか、楽しそうに真剣に色を選んでいる人が多かった。色を選び終わる人が多く、直感的に判断できる人が多いように見えた。色選びは楽しくもあり、難しかった。直感的に色を選んでも、なにか違うような感じがしてしまった。心を暖色で、頭を寒色で選ぶ人。またはその真逆で選ぶ人等、人により様々であり、その人らしさが現れていた。
人は特殊感覚で反応しやすいが、普段はあまり意識していない部分でもある。PTSD は特殊感覚を通じて生じる。参加者に特殊感覚を感じてもらう。参加者同士が知り合うための、動きを使ったウォーミングアップ	なし	嗅覚、視覚、平衡感覚、味覚は楽しみながら参加できたが、聴覚は他の参加者とぶつかってしまうのではないか、まったく異なる方向に歩いてしまっていないかという不安を感じた。心地よさそうにワークをおこなっているように感じた。
トラウマは、言語にインパクトを与えると共に、感覚的な記憶として残されるため、PTSD になった人はその体験を言語化することが難しい。アートセラピーは感覚を通じてトラウマにアクセスすることを可能にすると共に、安全に表現できる機会を与える。その作品について振り返り、消化することを通して、トラウマ体験に対処できるようになる。	なし	

98　第2部　トラウマケア／PTSD予防とグループ表現セラピーの実際

日	時間帯	内容
	13：00〜14：00	昼休憩
	14：00〜14：30	〜人生を川で表す〜 川の流れに乗る感じをイメージする。体を動かして感じる。 参加者は部屋の中をイメージする川の流れに合わせて走ったり歩いたり、葉っぱや石などの障害があれば歩くスピードや方向を変えてみたりする。講師の先生は参加者がイメージしやすいよう、教示してくれている。
	14：30〜15：20	参加者一人につき長机を1つ用意する。また一人ずつに画用紙が6枚配られる。直前のワークで感じた川の流れから、自分史を自由に作成する。画用紙6枚程度。画用紙の枚数は増やしても減らしてもよい。用意された画材を自由に使ってよい。終わったら好きなように画用紙を配置する。
	15：20〜16：00	全体でシェアリング
	16：00〜16：05	2〜3人のグループをつくる。一人1本の紐を選んで、その紐がつながっていた人同士がグループとなる。 グループごとにシェアリング
	16：05〜16：30	〜橋で川をつなぐ〜 先ほど作ったグループの人同士の自分史をつなげるように橋をつくる。
	16：30〜16：45	全体で橋のシェアリング
	16：45〜17：00	お別れのあいさつ。手を握りあって輪になる。
2日目	〜10：00	裏面がシール状になっている紙に自分の名前を記入し、体に貼る。名前を記入するときは、今日のワークショップ内で呼ばれたい名前にする。色つきのペンを使用し、今日の自分の気分に合った色を選んで名前を書く。
	10：00〜10：20	体を使った短いボディーワーク
	10：20〜10：50	前日、感じたことをシェアリング。 参加者とセラピストは、床に座り込んで輪になった。

第4章　被災支援者養成のためのグループ表現セラピーの実際　　99

主旨	使用した画材	グループ／個人で感じたこと
川の流れを自分自身で感じる。	なし	みんなそれぞれが動き回り、同じ動きにならないことがとても面白かった。思い思いに参加者が動き回っている感じ。他の人とぶつらないよう調整する以外は、自由に動いているように見えた。
自分の人生を振り返る。	画用紙6枚、折り紙、クレヨン、モール、はさみ、のり、お花紙、カラーセロファン、フェルト、綿、羽根、金たわし、釘、毛糸、色鉛筆　など	はじめの3枚はすぐに作り出せたが、枚数を重ねるに連れて、何を作ろうか考えてしまった。参加者がそれぞれ夢中になって自分史を作っていた。画材を取りに行くときも小走りするほど夢中になっている方もいた。
自分が作ったもの、人が作ったものを見、コメントを貰ったりすることで、より自分に対して理解を深めることが出来る。	なし	
相手に説明をしたり、質問を受けることで自分では意識していなかったものが作品に現れていることに気がついたり、より作品について理解を深めることが出来る。	紐	
自分史に新しい刺激を入れる。 他のグループメンバーとのように、そしてどうやって繋がりたいのかを制作を通して知る。 自分は孤独ではないことを可視的に体感。	折り紙、クレヨン、モール、はさみ、のり、お花紙、カラーセロファン、フェルト、綿、羽根、金たわし、釘、毛糸、色鉛筆　など	どの程度、橋づくりに参加していったらよいか分からないところもあった。グループで一緒の作業をすることは、自分には持っていない発想に触れる機会でもあり、楽しくもあった。橋1つとってもそのペアの個性が非常にあふれていた。各々が協力し、どうしたら旨く繋ぐことが出来るのか、試行錯誤が繰り広げられていた。
	なし	
	なし	
ワークショップ参加のための準備	シール、色つきのペン	あまり考え込まず直感的に色を選べた。
ウォーミングアップ		
オープニングセレモニー		床に座って靴も脱いで、開放的だった。穏やかな感じだった。

100   第2部　トラウマケア／PTSD予防とグループ表現セラピーの実際

日	時間帯	内容
	10：50〜 12：10	〜粘土の体験とイマジネーション〜 机をロの字にして参加者がそれぞれ座る。 一人ひとりにこぶし大くらいの粘土が配られる。 粘土を持ってなでたり握ったり、机にぶつけたりした。粘土の重さや冷たさなども感じた。 目をつぶって好きなように粘土を触る。 目を開けて粘土を見、粘土から湧き出てくるイメージを作る。 グループシェア
	12：10〜 13：00	〜粘土を使ったセッション実演〜 先ほど粘土でつくったものを使う。講師の先生がセラピスト役、参加者の一人がクライエント役として粘土を使ったセラピーの様子を再現。
	13：00〜 14：00	昼休憩
	14：00〜 15：00	〜画材を通して自分とクライエントを振り返る〜 粘土を使って自分にとって印象的であるクライエントと自分（セラピスト）を表現する。 担当しているクライエントがいなければ実習等で関わらせて頂いているクライエントを想像してつくる。 作り終えたら自分の落ち着く位置にクライエントとセラピストの粘土を配置する。 実際のセッション中、お互いに（クライエントとセラピスト）見せ合っている外面を器の外側に画材で表現する。そして、セッション中のお互いの内面を器の内側に画材を使って表現する。 作品のシェア。 アミール氏による、作品を通したスーパービジョン。
	15：00〜 16：20	全体でシェアリング。
	16：20〜 16：40	全体で輪になって集まり、1日目の灯台の絵が入った封筒が渡される。 灯台の絵の紙に書いたワークショップに求めていることをどのくらい達成できたか振り返る。灯台の絵の中に達成できた程度の分、色を塗り、得たことについて記入。 これから続くワークショップで何を得たいのかについて記載する。
	16：40〜 16：50	全体でシェアリング。
	16：50〜 17：00	全体でお別れのあいさつ。

第4章　被災支援者養成のためのグループ表現セラピーの実際　　101

主旨	使用した画材	グループ／個人で感じたこと
日頃あまり意識しない触感から受ける感覚を、十分に感じる。 画材を十分に感じる。 安全を感じられる空間でイメージを形にする。	粘土	粘土を触って子どもの頃に遊んだように楽しかった。粘土に興奮している感じだった。大きい粘土の塊から一人ずつ配られたせいか、みんなで分け合っているという感覚も感じられた。また、冷たく、暗い色の粘土から、想像力を奪われて作品を形にすることが出来ない方がいた。素材には、個人個人で向き不向きがあることを理解した。
実践的活用法の体験。		集中してセラピーの様子を見入っていた。
自分とクライエントの理解を深める。		クライエントを表す入れ物を作ることで、各々がクライエントに対して気付きを得ることが出来ていた。
次に繋げるワーク		みんな思い思いの素直な気持ちを表現することが出来ていたように感じた。感じた不全感も表現することができており、それだけグループが解放された雰囲気であったことが伺える。

(記録：瀧　彩栄、布施利穂)

4-3 アートセラピー(2)

講師：タミ・ガヴロン（Tami Gavron M. A）

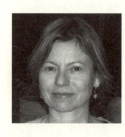

紹介：
アート・サイコセラピスト
ハイファ大学　クリエイティブアートセラピー大学院講師、個人クリニック開業
親子間アート・サイコセラピー、アートを用いたスーパービジョンと多文化間介入を専門とする

ワークショップのねらい：2014年11月22・23日
「トラウマ対処法としての、アートを使った非言語コミュニケーションの重要性」
- トラウマ治療における非言語コミュニケーション活用の根拠と理論的背景
- 変化を生み出すための、イメージ・創作プロセスの活用
- 個人・グループとつながるためのアートの活用
- レジリエンス力を高めるための、個人とグループのアート表現プロセスを用いた複数のテクニックを学ぶ
- アートプロセスを用いた、個人のニーズ・背景・コーピングパターンの特定

ワークショップの内容：
　イスラエルより、アートセラピストのタミ・ガヴロン氏を講師に迎え、ワークショップを開催した。ガヴロン氏は東日本大震災後より弊団体と共に継続して支援活動を続けており、今回は4回目の来日であった。本ワーク

第4章　被災支援者養成のためのグループ表現セラピーの実際　　103

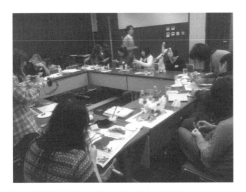

様々な画材を用いて、自分を木で表現

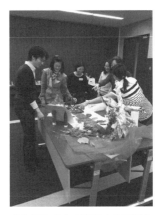

それぞれの木を配置する空間を作る、グループ制作

ショップは、「トラウマに対処するための方法としてのアートを用いた非言語コミュニケーションの重要性について」をテーマとして開催された。参加者は、クリエイティブプロセスを用いた様々なコミュニケーションの方法を体験し、トラウマ治療で潜在的コミュニケーションを使う合理的かつ理論的背景について、また、レジリエンス向上のため、個人やグループで使うことのできる様々なアートプロセスのテクニックを学ぶ機会を得た。

　ウォームアップとして、目を閉じたまま、準備された様々な画材に触れ、その中から感覚的に今の自分に合う画材を1つ選び、それを使ってシェアをした。1つ目のアクティビティー"グループペインティング"では、パーソナルスペースとつながり、その色を感じ、その色を絵の具で作り、描き、ペアワークを行った。2つ目のアクティビティー"個人的な木を作る"では、様々な画材を用いて、木を作り、質問を通してそれと対話し、ペアになりそれぞれの木にギフトを贈るワークを行った。3つ目のアクティビティーでは、大きな模造紙に、それぞれがクレヨンでパーソナルスペースを描き、それぞれのパーソナルスペースを訪れ、何かそこに描き足すワークを行った。次に、プレゼンテーションを用いて、「トラウマ対処法としての、アートを使った

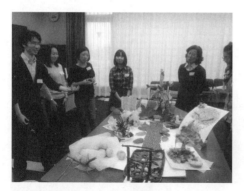

グループ作品についてのシェアリング

非言語コミュニケーションの重要性」についての理論的な説明が行なわれた。4つ目のアクティビティーでは、様々な画材を使って、自分の木に安全な空間を作った。最後に、2つのグループに分かれて、それぞれの木を持ち寄り、グループで森を作った。

ワークショップの詳細は表2の通りである。

第4章　被災支援者養成のためのグループ表現セラピーの実際　105

◎コラム4：被災地の対人支援者が触れた初めてのアートセラピー◎

サイコセラピスト　行本清香

　アートセラピーワークショップでの2日間は、参加者にとって、それまでに味わったことのない貴重な経験になりました。

　東日本大震災は、陸前高田市の人々と環境に大きな変化をもたらしました。多くの人が亡くなり、地域コミュニティーが喪失しました。参加者は、市内の医師、看護師、保健師、社会福祉士など、対人支援活動を行っている者でしたが、自らが被災者であり、様々な喪失を抱えたまま支援活動を続けてきました。

　日本では臨床心理学の歴史が浅く、心理療法とは何か、心理専門職の役割が何なのかはまだまだ理解されていません。参加者は、アートセラピーという言葉も初めて聞く人がほとんどで、ワークショップがどのようなものなのか想像もできないままに参加しました。

　ワークショップでの経験は、参加者に新鮮な驚きをもたらしました。ある参加者は、「普段の研修とは違い、初めてのスタイルで自分自身が楽しめたことに驚き」と言います。「普段の自分じゃない自分が出せた。」、「普段は人と話していても自分は話さないまま終わることが多いけど、直感で自分を出す事ができた。」、「普段は自分の思いや意見を伝えるのに時間がかかるが、ワークショップではスムーズに伝えられた。」など、新しい自分の発見にもつながったようです。

　さらに、海外から支援に来てくれたことに対して感謝の気持ちを感じるとともに、遠くにも共感してくれている人がいると知り、「励まされた」、「心が前を向いた」との声が聞かれました。ワークショップを受けた後は、「心に余裕ができた。」、「イライラしなくなった」、「以前よりも人にやさしくなった」、「仕事に意欲が出た」との声もありました。

　ワークショップでは、Therapeuticな環境のもと、参加者がオープンに心の声を伝えられ、スムーズに自己表現や自己開示ができただけではなく、参加者がお互いをより理解することができました。ワークショップを受けた後は、参加者同士のつながりや絆がより深くなり、対人支援という仕事の仲間として、チーム力が向上したことに大きな意味を感じます。震災で壊滅的な被害を受けたコミュニティーに暮らす人々の心の復興のためには、被災者でもある支援者の心の復興が必要不可欠です。今回のアートセラピーワークショップを通し、中立的な立場でいられ、かつ質の高いセラピストによる支援者への心のケアの大切さを再確認することができました。心から感謝いたします。

106　第2部　トラウマケア／PTSD予防とグループ表現セラピーの実際

表2　ワークショップの内容
「トラウマの対処法としての、アートを使った非言語コミュニケーションの重要性」

講師：タミ・ガヴロン氏

日	時間帯	内容
1日目	〜10：00	裏面がシール状になっている紙に自分の名前を記入し、体に貼る。名前を記入するときは、今日のワークショップ内で呼ばれたい名前にする。色つきのペンを使用し、今日の自分の気分に合った色を選んで名前を書く。
	10：00〜10：20	机を挟んでロの字で座る。講師の先生から自己紹介。自分の気分にあった画材を画材置き場から選んで持ってくる。参加者が自己紹介。話したい人から始める。自己紹介の内容は、名前、選んできた画材、その他。
	10：20〜10：30	〜グループペインティング〜 ①講師の先生の指示で参加者が椅子から立ちあがり、足を肩幅に開き、手を広げ目を閉じる。自分の周りにある空間を想像をする。どのような色をしているのかを感じる。左右に異なる色があるかもしれないし、いろんな色が浮かんでいるかもしれない。その中で1番落ち着く色、しっくりくる色を選んで感じる。
	10：30〜10：40	②先ほど感じた落ち着く色、しっくりくる色を絵の具を使って表現する。紙皿に色を作る。
	10：40〜10：55	③画用紙1枚が配られ、自分のつくった色で紙に筆を使って色をつける。描き方は自由。気の赴くままに描いていく。
	10：55〜11：05	④ペアをつくる。画用紙をお互いに見せあって、まったく違う絵の人を選ぶ。
	11：05〜11：20	⑤ペア同士でお互いの描き方の真似をする。画用紙にペアの相手と同じような描き方をしながら、同じような絵を作成する。

主旨	使用した画材	グループ／個人で感じたこと
ワークショップ参加への準備。	シール、色つきのペン	
今の気分を感じる。また自分の気分を画材を通してシェアリングする機会を設ける。参加者の顔合わせ。	枯れ葉、綿、折り紙、お花紙、乾燥させた綿の殻（香り付き）、里芋の葉っぱ、絵の具、透明のプラスチックコップ、毛糸、羽根、モール、筆、グルーガン、ビーズ、金たわし、木の枝、クレヨン、細かい石、フェルト　など	講師の先生と以前にお会いしている方が多く、なじみやすい雰囲気もみられていた。
自分の今日の気分など感じるように促す。自分の感覚に気づく。	なし	参加者が個々に自分のスペースを確保できている感じがみられた。
感じた感覚を視覚化する。少し違う色でも受け入れたり、感覚が変化することを感じる。	紙皿、筆、絵の具、透明プラスチックコップ、水	自分の色を作るために夢中になっているようだった。なかには感じた色をうまく出せず何度も様子を見ている人もいた。他の参加者が作っている色をみて、褒め合う様子もみられた。
気持ちの動きに合わせて動くことを体感する。	画用紙1枚、紙皿、筆、絵の具、透明プラスチックコップ、水	各自が集中して描いているようだった。
参加者同士の中で自分にないものを得たり、与えたりするためにまったく違う絵の人を選ぶ。	なし	ペアを選ぶのに困っている人が半数ほどいた。まったく違う絵を見つけることが難しそうであった。
相手を受け入れ、相手の立場を感じる。他の人の塗り方をまねることで、自分になかった感性を、取り込む。	画用紙1枚、紙皿、筆、絵の具、透明プラスチックコップ、水	自分で塗ったものより、人に塗ってもらったものの方が気に入るという現象が起こり、面白かった。自分では気軽に描けるものが、他人にまねてもらうと、ぎこちなく描いている様子、自分も他人の描き方をまねると非常にぎこちなくなった。こういうやり方もあるのかと素直に感心できた。

108　第2部　トラウマケア／PTSD予防とグループ表現セラピーの実際

日	時間帯	内容
	11：20〜 11：25	⑥全体でシェアリング。感じた感覚など。
	11：25〜 11：45	〜個人的な木を作る〜 ①誘導イメージで木を想像する。森の中に入っていき、川があったり森の中の様子を想像する。森にたどり着く前の順路も想像する。森の中にある、気になる木を1本選ぶ。その木に挨拶をする。
	11：45〜 12：50	②想像した木を画材で各自自由に作成する。
	12：50〜 13：00	③作成後、自分のつくった木を様々な角度から眺める。部屋のあちこちから自分の木を眺める。
	13：00〜 14：00	昼休憩
	14：00〜 14：30	④休憩前に作成した木を眺める。足りない部分があったら補ってもよい。木と対話をしていく。 対話の内容： 私は誰か？何歳なのか？何を感じているのか？ 何を考え、何を必要とし、何を欲しているのか？
	14：30〜 15：00	⑤午前中につくったペアの相手と木についてシェアリング。どんな木なのかを聞きあう。
	15：00〜 15：40	⑥ペアがお互いの木にプレゼントをつくる。ペアの人の木に付け足したいものをつくる。つくり終えたらペアの人に渡す。
	15：40〜 16：20	⑦全体でシェアリング。木の紹介とどのようなプレゼントをもらったかについて。

第4章　被災支援者養成のためのグループ表現セラピーの実際　　109

主旨	使用した画材	グループ／個人で感じたこと
	なし	
自分の内的観念を豊かにする。自分の木と出会う。	なし	
木は自分の投影。木を作ることで、自分に関して熟考することに繋がる。	枯れ葉、綿、折り紙、お花紙、乾燥させた綿の殻（香り付き）、里芋の葉っぱ、絵の具、透明のプラスチックコップ、毛糸、羽根、モール、筆、グルーガン、ビーズ、金たわし、木の枝、クレヨン、細かい石、紙皿、カラーセロファン、ボンド、のり、はさみ、フェルト　など	画用紙に描く人、立体的に木を作る人など様々に個性が表れていた。
見方によって、見え方が異なるという変化を体感する。	なし	しゃがんだり、覗き込んだり、遠くから眺めたり、一人ひとり思い思いの見方で眺めていた。
自分が作った木について、理解を深める。	枯れ葉、綿、折り紙、お花紙、乾燥させた綿の殻（香り付き）、里芋の葉っぱ、絵の具、透明のプラスチックコップ、毛糸、羽根、モール、筆、グルーガン、ビーズ、金たわし、木の枝、クレヨン、細かい石、紙皿、カラーセロファン、ボンド、のり、はさみ、フェルト　など	時間が足りなそうな人、十分な人と様々であった。個人的には語り合う時間が足りなかった。
自分が作った木について、理解を深める。	なし	自分の木に関して、自ら詳しく説明する人、あまり語りたくはなさそうな人等様々であった。また、他人に紹介して、賞賛を得ることで、受容感を得ることに繋がったように感じる。
人に貰うということで、自分に持っていない、自分では気がつくことが出来ない観点を取り入れることが出来る。	枯れ葉、綿、折り紙、お花紙、乾燥させた綿の殻（香り付き）、里芋の葉っぱ、絵の具、透明のプラスチックコップ、毛糸、羽根、モール、筆、グルーガン、ビーズ、金たわし、木の枝、クレヨン、細かい石、紙皿、カラーセロファン、ボンド、のり、はさみ、フェルト　など	物を作ってプレゼントするペアが多かったなか、相手の作品にそのまま付け足すというペアもおり、非常に興味深かった。
	なし	個性が非常に現れていた。

110　第2部　トラウマケア／PTSD予防とグループ表現セラピーの実際

日	時間帯	内容
	16：20〜 16：50	本日のワークショップから持ち帰りたいものを持ち帰る。部屋にあるもののなかで、持ち帰りたいものを1つ選ぶ。選んだものを全体でシェアリング。
	16：50〜 17：00	全体でお別れの挨拶。次の日のワークショップのために、ワークショップまでの道のりで見つけた植物などを持ってくるという宿題が出される。
2日目	〜10：00	裏面がシール状になっている紙に自分の名前を記入し、体に貼る。名前を記入するときは、今日のワークショップ内で呼ばれたい名前にする。色つきのペンを使用し、今日の自分の気分に合った色を選んで名前を書く。
	10：00〜 10：20	〜ボディーワーク〜 輪になって立ち、ストレッチをする。自分で考えたストレッチを見せて、みんながその動きを真似するというもの。講師から始まり、時計回りでストレッチを見せる。
	10：20〜 11：20	〜グループペインティング〜 ロの字に配置された長机を覆うように、模造紙を机に貼る。 今日の自分の気分に合わせてクレヨンの色を1色選ぶ。 自分の選んだ色のクレヨンで、模造紙に好きな大きさの丸でパーソナルスペースを描く。 丸のなかには気分の向くままに何かを2つほど描き入れる。 描き入れた後、時計回りに参加者が移動し、他の人が描いた丸のなかに思い浮かんだものを描く。他の人の描いた丸のなかに描きこむ時間は講師の先生が調節していた。1周するまで続ける。
	11：20〜 11：30	全体でシェアリング。
	11：30〜 12：20	〜講義〜 アートセラピーとトラウマについて トラウマ治療における非言語コミュニケーション活用の根拠と理論的背景 日本の文化的背景とアートセラピーの有効性について 素材について タミ氏が被災地でおこなったアートセラピーのワークショップについて レジリエンスの促進について

第4章　被災支援者養成のためのグループ表現セラピーの実際　　111

主旨	使用した画材	グループ／個人で感じたこと
1日目のワークについて、じっくり考える時間を持つ。	枯れ葉、綿、折り紙、お花紙、乾燥させた綿の殻（香り付き）、里芋の葉っぱ、絵の具、透明のプラスチックコップ、毛糸、羽根、モール、筆、グルーガン、ビーズ、金たわし、木の枝、クレヨン、細かい石、紙皿、カラーセロファン、ボンド、のり、はさみ、フェルト　など	朝選んだものと同じ物を選ぶ人、全く別の物を選ぶ人と様々であった。
	なし	
ワークショップ参加への準備。	シール、色つきのペン	1日目は非常に眠そうに集合していた参加者の表情が、少しすっきりしている様子が伺えた。
ウォームアップ	なし	ストレッチに対して笑いが起こる等、和やかな雰囲気。
自分が作った円から、人の手が加えられていくことで思いもよらない物に変化していく過程を体験する。 他人を受け入れ、共有する。	クレヨン、模造紙	まさかこれがそれになるの！といった驚きの声や、出来上がった絵に対して可愛さを訴える参加者もいた。また、男性参加者である2名の完成した絵が食卓であり、興味深かった。
	なし	
アートセラピーとトラウマについて、理論的な理解を深める。日本におけるアートセラピーの有効性について、外国人セラピストの視点から理解する。 被災地の現状について知る。	なし	

112 第2部 トラウマケア／PTSD予防とグループ表現セラピーの実際

日	時間帯	内容
	12：20〜 13：00	昨日つくった木をもう一度眺める。ペアの人からプレゼントをもらったうえで、今日は自分の木に必要なものとそれが安全と感じられる空間を作る。
	13：00〜 14：00	昼休憩
	14：00〜 15：10	再び自分の木を眺め、つけ足したいところがあればつけ足す。つけ足しを終えたら全体でシェアリング。話したい人から話した。
	15：10〜 15：40	参加者を2つのグループに分ける。 2つのグループに分けた後、それぞれの木を配置できる空間を作り、その作品についての物語をつくる。
	15：40〜 16：20	全体で物語のシェアリング。
	16：20〜 16：50	輪になって椅子に座り、物語のワークのなかで一番印象に残っている部分を全体でシェアリング。反時計回りに参加者が発言した。
	16：50〜 17：00	全体でお別れの挨拶。

第4章　被災支援者養成のためのグループ表現セラピーの実際　　113

主旨	使用した画材	グループ／個人で感じたこと
新しい価値観を受けて、自分にどのような変化が起こったかの体験。ニーズを知る。安全を感じるために必要なものが何かを知る。	枯れ葉、綿、折り紙、お花紙、乾燥させた綿の殻（香り付き）、里芋の葉っぱ、絵の具、透明のプラスチックコップ、毛糸、羽根、モール、筆、グルーガン、ビーズ、金たわし、木の枝、クレヨン、細かい石、紙皿、カラーセロファン、ボンド、のり、はさみ、フェルト　など	新しい価値観を得たことで、一人ひとり使う素材や色に変化が生まれているように感じた。
自分の木について話し、質疑応答を受けることで、より自分の木について理解が深まる。	枯れ葉、綿、折り紙、お花紙、乾燥させた綿の殻（香り付き）、里芋の葉っぱ、絵の具、透明のプラスチックコップ、毛糸、羽根、モール、筆、グルーガン、ビーズ、金たわし、木の枝、クレヨン、細かい石、紙皿、カラーセロファン、ボンド、のり、はさみ、フェルト　など	一番初めの完成形から、プレゼントをもらい、変化が起こり、一晩置いてまた新たな変化が起きるといった過程が非常に興味深かった。ネガティブな印象を持っていた木が明るさや前向きに変化したり、実を付けることはないはずだった木に、実や花がつく等、人は影響し合って成長していくことが出来ることをこのワークを通して実感することが出来た。
より多くの価値観に触れる。	枯れ葉、綿、折り紙、お花紙、乾燥させた綿の殻（香り付き）、里芋の葉っぱ、絵の具、透明のプラスチックコップ、毛糸、羽根、モール、筆、グルーガン、ビーズ、金たわし、木の枝、クレヨン、細かい石、紙皿、カラーセロファン、ボンド、のり、はさみ、フェルト　など	非常に面白かったことは、どちらのグループも直線上に道が延びており、奥に行く程神秘的になっていった。
	なし	どちらのグループも物語になっており、様々なことを乗り越えて、直線を登っていき、ゴールの前には難関が待ちわびていた。
結びのワーク	なし	
結びのワーク	なし	

（記録：布施利穂、瀧　彩栄）

4-4　表現アーツセラピー

講師：オデリア・ゲーテル・クレイビル（Odelya Gertel Kraybill, PhD）

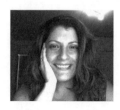

紹介：

表現セラピスト、トラウマ専門家、コンサルタントとして、アメリカ、ヨーロッパ、中東、アフリカ、アジアにて、国連やNGOに従事。

フルブライト奨学生として、トラウマに焦点を当てた3つの大学院プログラムを専攻。

フィリピン、レソト、イスラエル駐在中、脆弱なコミュニティにて、介護者の支援戦略やストレスとトラウマに対する積極的な取り組みと統合についての研究実施。

現在、ワシントンDCにて表現トラウマ・インテグレーション（www. ETI.training）アプローチを用いた、コンサルテーション、トレーニング、表現スーパービジョン、セラピーとインターネットセラピーを実施。

表現セラピーとは：

Expressive Therapies（edited by Cathy A. Malcniodi, 2005）によると、表現セラピーとは心理療法、カウンセリング、リハビリテーション、または健康管理といった文脈の中で、アートや音楽、ダンス／ムーブメント、ドラマ、詩／クリエイティブライティング、遊び、そして箱庭を用いることと定義されている。これに加え、時に表現セラピーは、治療において、目的を持って組み合わせて使われる際には、「統合的アプローチ」と言及される。

ワークショップのねらい：2014年12月13・14日
「表現アーツセラピーと心理社会的支援」
- アート（描画）、ムーブメント、ドラマなど、表現アーツセラピーの手法の、トラウマケアへの活用
- トラウマ反応、ストレススペクトラム、安全な場所、二次的トラウマ、バーンアウト、認知／行動的解決（セルフケア・ストレスマネジメント）

ワークショップの内容：

　国際的に活躍するオデリア・ゲーテル・クレイビル博士を迎え、トラウマを体験した人々と接する専門家のため、主に以下の3つの目的で開催された。①トラウマの後や累積されたストレス下では、神経生物学的、感情的、身体的、そして精神的に何が生じるのかを理解し、トラウマの影響評価と適切に対応するためのツールを学ぶ。②トラウマとの取り組みに使える表現アーツメソッドとツールを体験する。③ストレスマネージメントとセルフケアの重要性について。

　ワークショップは、自分の名前を動作を使って紹介することから始まった。ウォームアップでは、想像上の魔法のボールを使ったエクササイズや、「私はテーブルです」という、まず一人がテーブルとなり、その周りあるものを他の参加者が自分で演じ、テーブルのある空間を作るエクササイズを行った。このエクササイズは、「レストラン」や「支援者」、「トラウマ」というテーマでも行なわれた。1つ目のエクササイズでは、トラウマを体験している時、私た

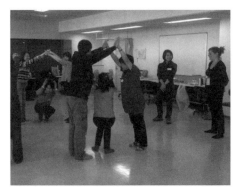

トラウマが起こっているときの状況を理解するための、「うさぎと家」ゲーム

116　第2部　トラウマケア／PTSD予防とグループ表現セラピーの実際

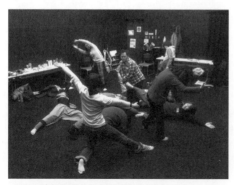

イメージを完成させるボディーワーク

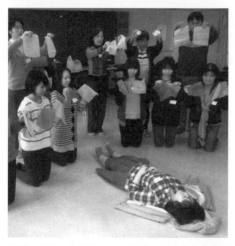

サイコドラマのテクニックを用いて、安全な空間を作り、それを体験するワーク

ちの中で何が起こっているのかを理解するためのゲームが行われた。そのゲームは、海と陸の境界線を使ったもの、うさぎと兎小屋のゲーム、ボールを使ったものであった。

　2つ目のエクササイズでは、様々な画材を用いて、自分をスポンジで表現するワークが行われた。その後、グループに分かれて、それぞれのグループでグループメンバーのスポンジを使って、心地いい空間を作るワークが行われた。

　3つ目のエクササイズでは、紙に円を描き、その中に今自分が感じている感情や感覚を5つ描いた。この作品は、翌日のワークショップで用いられた。

　昼食後のウォームアップとして、声を使ったオーケストラのワークが行われた。

　4つ目のエクササイズでは、ストレスのスペクトラム（日常―ストレスと苦脳―蓄積されたストレス―バーンアウトとトラウマ的な反応）についての説明があり、このスペクトラムを使ったボディーワークを行った。

　5つ目のエクササイズでは、誘導イメージを使って自分が安心できる場所をイメージし、それを絵で表現、そして、その場所を部屋にあるものや、他

第4章　被災支援者養成のためのグループ表現セラピーの実際　117

の参加者と共に再現するワークをおこなった。

6つ目のエクササイズでは、大きな模造紙を使って等身大のボディーマップを製作した。3つ目のエクササイズで作った作品を参考に、ボディーマップに色を塗り、さらに、希望、強み、ストレスのトリガーとなるもの、セルフケア、リソース（内側と外側）について付け加え、自分を統合的に振り返るワークが行われた。

最後のワークでは、グループ全体で音楽を使って描くクロージングワークが行われた。

ワークショップの詳細は表3の通りである。

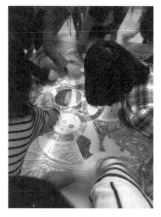

クロージング・グループワーク

118　第2部　トラウマケア／PTSD予防とグループ表現セラピーの実際

表3　ワークショップの内容
「表現アーツセラピーと心理社会的支援」　講師: オデリア・ゲーテル・クレイビル氏

日	時間帯	内容	主旨
1日目	～10:00	裏面がシール状になっている紙に自分の名前を記入し、体に貼る。名前を記入するときは、今日のワークショップ内で呼ばれたい名前にする。色つきのペンを使用し、今日の自分の気分に合った色を選んで名前を書く。	ワークショップ参加への準備。
	10:00～10:05	参加者は輪になって椅子に座り、講師の先生から指示を受けた。 参加者は椅子を遠くに置いて立ち上がり、動作を交えて自分の名前を言うように指示された。	オープニングセレモニー
	10:05～10:15	魔法のボールをもっていることを想像し、みんなで魔法のボールの投げ合いをした。魔法のボールとはどんな形にもなるもの。参加者全員が魔法のボールを持った。	ウォームアップ
	10:15～10:25	一人がテーブルになり、周りに必要なものを他の参加者でつくっていった。参加者自身が物や人になるワークである。はじめの設定場面は居間であった。次の設定はレストランであり、一人目は客になり、続いて参加者がレストランにある他のものになりきった。さらに支援者やトラウマをテーマとしてもおこなった。	ウォームアップ
	10:25～10:45	海と陸の線を引き、先生が海と言ったら海側へジャンプ。陸と言ったら陸側へジャンプ。海と陸に交互にジャンプの指示が出ていた所から、いきなり海が2回連続で指示され、いきなり秩序が壊されるという体験をした。	トラウマを体験している時、私たちの中で何が起こっているのかを理解するためのゲーム
	10:45～10:55	参加者はそれぞれ、家 (二人) とウサギ (一人) の役割を与えられる。1つの家の中にウサギは一匹しか入れない。 セラピストに、ウサギといわれたら、ウサギは今いる家から別の家に移動しなければならない。家といわれたら、家は別の人とペアになって家を作らなければならない。台風といわれたら、全ての役割がリセットされ、また新たにウサギか家どちらかになる。	トラウマを体験している時、私たちの中で何が起こっているのかを理解するためのゲーム。急に何かが喪失したり欠けてしまったときに、どのように対応していくかということを体験。また喪失したり欠けてしまったときにどのような気持ちになるのかを実感。

第4章　被災支援者養成のためのグループ表現セラピーの実際　119

使用した画材	グループ／個人で感じたこと
シール、色つきのペン。	
なし	見慣れた人が多くなったせいか、なじみやすい感じがあった。人前で何か動作をしながら自己紹介することが恥ずかしかった。何度もワークショップに参加して顔を合わせている方が多く、初めて会った人の方が少なかった場であるが、そんなに面白いことする人だったの？と思わず笑ってしまう程、アートとはまた違った個人の表現の仕方を垣間みることが出来、大変面白かった。
なし	ボールを受け取ったときに参加者一人ひとりが異なる動作をして楽しんでいた様子。異なる動作をしなければいけない感じもみられた。ボールが自分の手元に回ってくるまで、どんな動作をしようかずっと考えてしまった。いろんな動きがあって面白かった。個人個人が表現力豊かであり、ボールにとらわれず様々なもので表現していた。誰一人として否定するものが居ない、表現したものそれぞれに間違いは１つとしてないという雰囲気が作られていた。
なし	居間やレストランに加わるときには加わりやすかったが、トラウマに加わるときにはためらってしまった。入りづらさがあった。「私はトラウマです」の際、トラウマの役をやらせて頂いたのだが、初めて会った人を含め参加者が一致団結トラウマを包める、癒せる役を持とうとするという様子が見られた。
なし	小学生の頃にこのような遊びを友達としたことを思い出した。友達がどっちを指示してくるのか予想し、当たったときは大変うれしかった。しかし、予想が連続して外れ続けると、やる気を無くし、つまらなくなってしまったことを思い出した。
なし	先生の一声で、パニックになったかのようにペアや、自分の入る家を探していく様子に、少し圧倒され、若干遠巻きに参加していた。自分の秩序を取り戻そうと必死になる姿だったのか。

120　第2部　トラウマケア／PTSD 予防とグループ表現セラピーの実際

日	時間帯	内容	主旨
	10:55〜 11:00	輪になってボールを受け取ったら他の人にパスする（ボールを受け取るのとパスするのは一人一回のみ）。 全員にボールが渡ったら、同じ順番でまたボールを回す。最初はゆっくり、だんだん早く、ボールを1つ増やして、2つ増やして、動きながらボールを回していく。しかし途中で一人突然抜けてしまいボールの周りが止まってしまう。しかし、回す人が機転を利かせて居なくなってしまった人を飛ばしてボールを回し、秩序を取り戻した。	トラウマを体験している時、私たちの中で何が起こっているのかを理解するためのゲーム。秩序がいきなり壊され、無秩序にさらされるという体験をする。この体験はトラウマ体験に置いてキーとなる感情である、無秩序感、無力感、断絶感をワークの中で仮的に体験。
	11:00〜 11:05	全体でワークについてシェアリング。	
	11:05〜 11:30	〜トラウマについてのイントロダクション〜 トラウマの危機に面すると、たくさんの感情が湧き起こる。特に次の3つが鍵となる感情である。 ①無秩序（人生の行動の喪失、混乱・カオス） ②無力化（自己コントロール感と自己効力感の喪失） ③断絶化（トラウマ体験前と後の人生の間のつながりの喪失） 〜トラウマのようなスポンジ〜 私たちは、スポンジのように経験したことを吸収してきた存在である。 あなたのスポンジはどんなものでしょうか。 （自分をスポンジで表現する。）	自分が今どのような状況なのか、どのような人生を歩んで来たのか振り返る。スポンジという吸収するものを使って表すことで、日々様々なことにふれ、多くを吸収し影響を受けている自分というものを表現。
	11:30〜 11:40	全体でスポンジのシェアリング。自分を表現したスポンジを見て連想される動きでシェアリングを行った。	身体を使って表現をするということで、また違った観点から、自分の状態、内面というものを見ることが出来た。
	11:40〜 11:50	先ほどシェアした動きを、居心地がいいと感じられる場所へ移動し、他の人に見られていない状況で再び動く。動きを継続する中で、変化が見られたら、その変化に合わせて体を動かす。	動きを通して、ワークを深める。より深く、自分を感じる。自分の動きを心地よくさせていく。自分がどの状態であれば心地よいのかを感じる。
	11:50〜 12:00	全体でシェアリング。	
	12:00〜 12:20	グループを作成する。1グループは4人程度。先ほどスポンジでつくった自分をが居られる、どのスポンジにとっても心地よい空間（スポンジで表現された感情を受け入れる器）をつくる。つくり終えたら全体でシェアリング。	安全な場所づくり。

第4章 被災支援者養成のためのグループ表現セラピーの実際 121

使用した画材	グループ／個人で感じたこと
なし	自分がボールを渡す人と、自分がボールをもらう人に対して基本的に集中していた感じがあった。動き回りながらボールを渡していくときには、動きに夢中でボールをもうらう準備をしていない方もいれば、ボールを渡す相手がなかなか見つからない方もいた。3つあるボールを円滑に次の人に回すために、一人ひとりが必死になっていたため、A子さん（輪から抜けた参加者）が居なくなったことに気がつかない人も居た。居なくなったことよりも、円滑にボールを回すことを優先し、A子さんの次の人に飛ばして回すという柔軟性が見られた。この柔軟性が失われ、止まってしまうという事態がトラウマにさらされ身動きが取れない状態なのか。
なし	
スポンジ、テープ、毛糸、綿、クレヨン、紙、お花紙、折り紙、カラーセロファン、透明のプラスチックコップ、ボンド、のり、はさみ、絵の具　など	色を塗るだけの人、ちぎる人、包む人、紙をスポンジのそばに並べる人、様々な表現の仕方が見られた。
なし	自己紹介の際に表現した元気いっぱい、面白みにあふれた表現とは異なり、静かで、熟考され、落ち着いたポージングであるように感じた。
なし	身体の声を聞きポーズをとることから、涙を流された方がいた。身体は正直であること、いつも私たちに何らかのメッセージを送っていることを理解することが出来た。
なし	
スポンジ、テープ、毛糸、綿、クレヨン、紙、お花紙、折り紙、カラーセロファン、透明のプラスチックコップ、ボンド、のり、はさみ、絵の具　など	一人だと抱えきれないものも、重く苦しかったものもグループで扱うことで笑顔が生まれたり、明るいものに変わるという変化を実感することが出来た。

122　第2部　トラウマケア／PTSD予防とグループ表現セラピーの実際

日	時間帯	内容	主旨
	12：20〜 12：40	心地よい空間がどのように変化していくのかをグループごとで創作する。創作後は全体でシェアリング。	グループ制作。
	12：40〜 12：50	〜感情の輪〜 A4用紙1枚の紙に円を描く。 その円の中に自分の気持ちや感覚で優位なもの6つを表現する。	自分の感覚や気持ちを感じ、それを表現する。 翌日のワークに使うための準備。
	12：50〜 13：00	現在感じている感情と気分を5つずつ書き出す。 それぞれの感情はどんな状態か、どんな味がするか、どんな感覚か、体の中のどの辺りで感じるか等も一緒にメモしておく。	翌日のワークに使うための準備。 自分の気分に対して、吟味する。 一口に悲しいという気分でも噛み砕けば、一人ひとり全く異なることが理解することが出来た。
	13：00〜 14：00	昼休憩	
	14：00〜 14：30	〜オーケストラ〜 3×4で並べられた椅子に参加者が着席する。 講師の先生が指揮者役となりオーケストラになるワークをおこなう。 「ここは○○です。どんな音がありますか？」という質問から、一人ひとりが自分が思いつく音を声で表現する。 その音を合わせて指揮に合わせてオーケストラのように演奏する。(ex. 動物園、アマゾン、幼稚園、スーパー) 指揮者の指示に合わせて声を大きくしたり小さくしたりする。最初のお題はジャングルであり、次のお題はデパートの地下街であった。	お昼休みによって、ワークショップから離れた雰囲気を戻すウォームアップ。食後に訪れる睡魔を撃退する。アートの感覚に戻る動作。
	14：30〜 14：50	〜ストレスのスペクトラム〜 ストレスは段階があり、日常─ストレス／苦悩─蓄積されたストレス ─ バーンアウト／トラウマ的な反応）と段々に重くなっていく。 二人1組になって、お互いに「ストレス」から「バーンアウト」までの4つの段階を言葉を使わず、体で表現した。相手は、その動作を見守り、役割を交代した。 その後自分が今どの段階にいるのかを床に示された4段階の位置に立つことで表現し、続いてどの位置に自分は居たいかについても表現した。	自分のストレスレベルを知っておく。段階的に、ストレスが身体に及ぼす影響が変化するのかを考えることが出来た。自分の価値観の中で、自分が今どのような状態なのかを考えることが出来た。人と比べたストレス度ではなく、自分の身体、自分の心と向き合い考える。自分のストレス状態に気付いて、そこからどこに帰ることが望みなのかを可視化すること。
	14：50〜 15：20	最もストレスレベルの高い参加者一人に対して、落ち着く場を再現するワークを行った。部屋にあるもの、人は何でも使ってよいという指示であった。	バーンアウトになる前の対処法を知っておく。個人を癒すことで、自分の中の何かに触れることが出来、自分をも癒すことが出来るのではないか。

第4章　被災支援者養成のためのグループ表現セラピーの実際　123

使用した画材	グループ／個人で感じたこと
スポンジ、テープ、毛糸、綿、クレヨン、紙、お花紙、折り紙、カラーセロファン、透明のプラスチックコップ、ボンド、のり、はさみ、絵の具　など	どのグループの発表に対しても感嘆の声が上がったり、笑いが起きたりと非常に受容的な雰囲気に包まれていた。
クレヨン、Ａ４の紙	クレヨンを使う人、絵の具を使う人、素材の色を用いる人、多くの表現の仕方を目の当たりに出来た。
なし	気分を味や音で考えるという斬新な表現の仕方が大変面白く感じた。日頃、視点を向けないだけで、気分には味や音といった感覚が存在することを実感することが出来た。
なし	お昼を経て、少しワークショップから離れていた気持ちが一気に戻ったという感覚を味わった。恥ずかしさや、消極的な気持ちが吹き飛んだ。3名遅刻して来たが、このワークに一度参加しただけで、遅刻してしまったということを帳消しにし馴染むことが出来ていた。
なし	一言も言葉は無く、人が呼吸する音と動く音だけが聞こえていた。一人ひとり表現するストレスの形が違えど個々それぞれが表現されたポーズをしっかりと受け止めていた。表現することが出来なかった、メンバーが居た。それに対し先生は、強制ではないこと、出来ることを精一杯やってほしいことを伝えていた。自由を尊重する雰囲気が感じられた。
なし	一人ひとりがその参加者の望むことを精一杯叶えようと動く姿がとても印象的であった。初めは険しく沈んでいたかえさんの表情が明るく穏やかになっていく過程を伺うことが出来た。

124　第2部　トラウマケア／PTSD予防とグループ表現セラピーの実際

日	時間帯	内容	主旨
	15：20〜	自分が困難からどのように立ち直ったのかについて話す。二人1組のペアで話をする。話し手と聞き手に分かれ、聞き手は深く話を聞き出そうとしてはいけない。話し手は困難からどのように立ち直ったのかについて、自分の力をはじめに話し、次に困難から立ち直った資源や周りの人について話をする。その後、救ってくれたものになりきってそのときのことについて話した。	自分が乗り越えられた体験について語らうことで、自分の中に辛い体験を乗り越えるだけの力があること、また支えてくれるサポートがあったことに改めて気がつくこと、あるいは思い出すことが出来た。自分の資源について確認させる。
		全体でシェアリング。	
	〜17：00	お別れの挨拶。	
2日目	〜10：00	裏面がシール状になっている紙に自分の名前を記入し、体に貼る。名前を記入するときは、今日のワークショップ内で呼ばれたい名前にする。色つきのペンを使用し、今日の自分の気分に合った色を選んで名前を書く。	導入のワーク。入りやすい雰囲気作り。ワークショップ参加への準備。
	10：00〜	昨日のウォームアップで行ったワークを再び行った。一人が椅子になり、周りに必要なものを他の参加者でつくっていった。参加者自身が物や人になるワークであった。はじめの設定場面は居間であった。次の設定は動物園であり、続いての設定は小学校であった。	ウォームアップ
		〜イメージを完成させるボディーワーク〜一人が先にポーズを取り、それに合うようにもう一人がその人のポーズにつけ加わる形でポーズをとる。最初は二人で行い、4人、最後は全員で行った。言葉はなし。	ウォームアップ相手を思いやる気持ち、相手の行動を一旦受容して、自分の考えを付け足していく姿勢を持つことを体を通して体験する。
		参加者が床に寝ころび、眼をつむる。誘導イメージで、体の力を足から頭にかけて徐々に抜いていき、安心できる場所を想像する。しばらく安心できる場所の感覚を味わう。安心できる場所から離れてもよいと思ったら目を開ける。	安心できる場所を感じる
		先ほど想像した安心できる場所をA4の紙1枚に描く。	安心する場を再現する
		描き終えたら全体でサイコドラマテクニックを用いたワークを行った。一人がイメージし、描いた安全な空間について話し、その空間を、他のグループメンバーや部屋にあるものを使って再現。自分が感じた安全な場所をみんなの力を合わせて一人ひとり作っていく。参加者全員が同じことを繰り返した。	安心する場づくり。みんなに見守られた中で、自分の安心した場所を感じるということでより安心感が増す。自分が尊重され、受け入れられている体験を味わうことが出来る。

使用した画材	グループ／個人で感じたこと
なし	自分を救ってくれたものになりきるにあたって、自分も相手のペアもなぜそれを選んだのか分からないものになりきった。しかし語っていく中で、非常にそれが重要な役割を担っていることに気がつき、大変面白かった。
なし	今までのワークショップと比較して、質問や感想が少ないように感じた。それはこのワークショップが言葉ではなく、身体を使って表情することが多いためかと考えさせられた。心で感じている形のない気持ちに言葉をのせることの難しさを実感した。
なし	
シール、色つきのペン	
なし	慣れて来たのか、面白い表現がたくさん出て来た。
なし。	自分がオブジェをつくるときにはワクワクしながら楽しみがあり、他の人がオブジェをつくるときには場所や体勢をどのようにするのかが楽しみだった。一人ひとりがとるポーズに対して、感心する声や笑う声が必ず起こるなど、非常に守られた受容的な雰囲気に満ちていた。
なし	
Ａ４の紙１枚、クレヨン、ペン、絵の具	すぐに完成させられる人、時間ギリギリまで書き始められない人、そこにある素材でうまく表現できないことを漏らしている人等様々であった。
なし	輪の真ん中に出た際はみんな、緊張で硬くなっている表情が、段々と緩み穏やかになっていくことを伺うことが出来た。

日	時間帯	内容	主旨
		全体でシェアリング	
	13：00〜 14：00	昼休憩	
		〜理論〜 表現セラピーとトラウマの統合について ・表現によるトラウマの統合について ・トラウマ vs PTSD ・トラウマと脳について ・なぜ表現セラピーが有効なのか？ ・アーツと神経可塑性 ・統合的アプローチに	トラウマの統合について、表現セラピーがどのように有効なのかについて知る。
		〜ボディーマップ〜 模造紙1枚が参加者一人ひとりに配られる。二人1組のペアをつくる。好きな色のクレヨンを1色選ぶ。 模造紙の上にペアの一人が寝ころび、もう片方の人がペアの人の体をかたどるようにクレヨンで薄く線をひく。 ペアのどちらも同じ動作を終えたら、好きなように線を引き直す。 模造紙を部屋の壁に貼る。	自分の感情や資源、ストレスのポイントなどの理解。
		昨日描いた、円の絵を用いて、円の中にある気持ちや昨日メモをした5つの感情を参考にして、自分の体の形になぞられた模造紙内に色を塗り込む。 感情を感じていた体の部分に、円の中に描いた色と同様の色をつくる。	自分の気持ちや感情が身体のどこに影響を及ぼすのかを可視化することで、自分についての理解が深まる。自分のどういった感情や気分が身体のどこに不調をきたすのか理解を深めることが出来た。自分の感情や資源、ストレスのポイントなどの理解。
		塗り終えたら、自分の資源（リソース）を付け加えていく。自分の内側にある資源（自分の内的な力）であったり、自分の外にある資源（周囲の人や物）を模造紙内に加えていく。このほか、希望、強み、ストレスのトリガーとなるもの、セルフケア（3つ以上）について、加えていった。 ペアになってシェア	自分の感情や資源、ストレスのポイントなどの理解。 自分を総合的に観る。

第4章　被災支援者養成のためのグループ表現セラピーの実際　127

使用した画材	グループ／個人で感じたこと
なし	安心感を味わうことが出来たためか。感想が多く出ていた。自分が体験したことをシェアしたといった雰囲気があった。
模造紙、クレヨン	書かれた自分の型を見て、自分ってこんなに小さかったのだと実感した。そして、ほんの少し自分のことが愛おしく感じた。
スポンジ、テープ、毛糸、綿、クレヨン、紙、お花紙、折り紙、カラーセロファン、透明のプラスチックコップ、ボンド、のり、はさみ、絵の具、雑誌の切り抜き　など	感情を感じている身体の場所とは斬新な考え方であるように感じ、最初は戸惑った。感情は心や頭以外でも感じており、心身に影響を及ぼしていることを実感することが出来た。
スポンジ、テープ、毛糸、綿、クレヨン、紙、お花紙、折り紙、カラーセロファン、透明のプラスチックコップ、ボンド、のり、はさみ、絵の具、雑誌の切り抜き　など	スラスラかける人、なかなか書き出せない人と様々であった。考えることで自分が無意識に普段行っている対処やサポート希求を理解することが出来た。自分の弱点、強み、普段受けているサポートや対処法に対して、理解しているつもりになっていたが、新たなる気付きがある等、改めて理解を深めることが出来た。

128　第2部　トラウマケア／PTSD予防とグループ表現セラピーの実際

日	時間帯	内容	主旨
		〜グループペインティング〜 部屋の真ん中に机を置き、机の上には模造紙が置かれた。 昨日描いた円の中に気持ちを塗った紙を参加者が机の周りに持ちよる。 はさみで円の周りを切り抜き、机の上に貼られた模造紙のなかで好きな場所に円を貼る。 クレヨンのなかから好きな色を1色選ぶ。 自分の円と他の参加者の円の間に最低でも3本は線を引いて結ぶ。 講師の先生が音楽をかけ、参加者は机の周りをまわり、音楽が止まったら、円同士が結ばれた線で囲まれている箇所等、空白になっている箇所をクレヨンで塗り潰す。 空白になっている部分が消えるまで続ける。	グループワーク
		参加者全員で色を塗り完成させた模造紙を、参加者全員で持ち上げる。 参加者が一人ずつ模造紙の下を走り抜ける。 模造紙の下をくぐる前に、今回のワークショップに置いていきたいことを宣言し、模造紙をくぐり終えた後、ワークショップから持ち帰りたいことを宣言する。参加者全員がおこなった。	結びのためのワーク。
		お別れの挨拶。みんなが円陣を組み、片腕を中心に出して好きな言葉を言う。	

第4章 被災支援者養成のためのグループ表現セラピーの実際　129

使用した画材	グループ／個人で感じたこと
クレヨン、模造紙	ノリの良い曲、スローテンポな曲などに合わせみんなで回ることで、みんな開放的になっているように感じた。
なし	2日間、様々なことがあったが、悪いものは全て置いていき、良いものを連れて帰ることを言葉にし宣言することで、自分の中で区切りを付けることが出来た。
なし	

(記録：瀧　彩栄、布施利穂)

4-5　ミュージックセラピー

講師：アドヴァ・フランク・シュヴェーベル（Dr. Adva Frank-Schwebel）

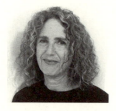

紹介：

ミュージックセラピスト、心理療法家、音楽家
臨床家、講師、そしてスーパーバイザーとして30年の経験を持ち、人間の声と音楽、精神分析とグループダイナミクスに主な関心を寄せる
自閉症、感情や人間関係の問題、摂食障害や外傷後の子供や青年、大人と、個人セッションやグループセラピーで関わり続けている
アドヴァ博士は、音楽がパワフルな癒しの媒介となると強く信じている

ミュージックセラピーとは：

　ミュージックセラピーは、表現セラピーの1形態であり、聴覚─時間的な領域を扱う。音楽を通して、身体的、感情的、心的、社会的、美的、精神的分野に働きかけ、セラピーを受ける人の健康の維持、促進を図る。具体的にクライエントとセラピストは、楽器で即興演奏をしたり、歌ったり、共に聴いたり、音楽に合わせて動いたり、共に音楽を作ったりする。また、ミュージックセラピーは、セラピストと癒しを必要とする人との関係を作り上げるプロセスのなかでなされる。
　その対象分野は様々な領域におよび、認知機能や運動機能の向上、感情や情緒の開発、社交性やマナーの改善、生活の質の向上などに効果が見られる。

ワークショップのねらい：2015年2月14・15日

「トラウマとミュージックセラピー」
- ミュージックセラピーとは
- ミュージックセラピーのトラウマケアへの適用
- 様々なミュージックセラピーのアプローチについて

ワークショップの内容：

　イスラエルより、アドヴァ・フランク・シュヴェーベル博士を迎え、ミュージックセラピーのワークショップを開催した。ミュージックセラピーについて、またそのトラウマへの適用や、楽器の用い方やその意味（ペア及びグループでの即興テクニック）、声と楽器の即興などについて、理論だけでなく、体験を通して学ぶ機会となった。参加者は、事前に楽器と自分にとって意味のある曲を持参するように指示されていた。

　本ワークショップは、それぞれが持参した楽器を用いた自己紹介から始まった。ウォーミングアップでは、持ち寄った楽器を用いて、グループ即興演奏が行われた。1つ目のアクティビティーでは、楽器を用いたペア即興演奏が行われた。ここでは、ペアのうち一人がセラピスト、もう一人がクライエントという役を演じながら演奏するように指示があった。続いて、ミュージックセラピーについてのレクチャーが行なわれた。2つ目のアクティビティーでは、参加者が持参した自分にとって意味のある曲を全員で聴き、その曲がその人にとって

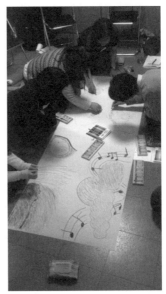

音楽を聴いた後、そのイメージをグループペインティング

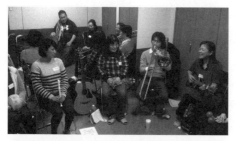

それぞれの楽器を使ってリズムを合わせていく、グループ即興

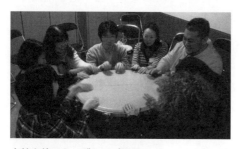

太鼓を使った、グループ即興

どんな意味があるのかというエピソードをシェアし、他の人たちはそれについて感想やフィードバックをおこなった。翌日の初めに、ミュージックセラピーのトラウマケアへの適応についての講義があった。3つ目のアクティビティーでは、誘導イメージを用いて、それぞれにとっての安全な空間をイメージした後、モーツァルトの曲を聴きながら絵を描くワークをおこなった。次に、2つ目のアクティビティーで実施しきれなかった、他の参加者が持参した曲を聴いた。最後に、楽器を使ったグループ即興が行われた。

　ワークショップの詳細は表4の通りである。

◎コラム5：アートのもつチカラ◎

医師・臨床心理士　門脇加枝

　芸術療法には興味があった。

　繊細な描画を通して治癒に向かった重傷膠原病の入院患者さん、筆を振り回して暴れるだけだった自閉症児がテキスタイルデザイナーのような美しい屏風絵を仕上げる過程、墨画を描く事によって思春期クライシスを乗り越えやがて個展を開き作品の売り上げを被災地に寄付するまでに心身ともに成長してゆく女子高生。私の目撃した例だけでも枚挙に暇がない。

　確信していた。「アートにはチカラがある」と。

　一方で系統的に学んでいない分野を「治療」として使う事に躊躇があり、あくまで入院患者さんの「休み時間」を利用した合唱や造形以上のことはしてこなかった。

　そんな折、イスラエルから来られるという専門家のワークショップに参加する機会が来る。イスラエルでは芸術・心理の両方を修めた者だけがアートサイコセラピストの資格を得られるとの事。加えて今回は臨床歴も長い厳選された先生方の来日ということで、どのセッションも論理面かつ実用的。配布資料も多く、脳の機能と芸術の関連についてもパワーポイントの講義が役に立つ。セッション中にはいろいろな症例も紹介されたが「認知症の老人が過去に愛した曲を聞くと一緒に口ずさみ、当時のエピソードを語る」という映像に驚いた。

　なぜアートにはこんなチカラがあるのか？言葉に変換するためのエネルギーロスがないから？歌も踊りも本能が喜ぶから？「ホラそこ、左脳使わない」って？ハーイ。おっ、なんだか楽しいぞ〜。頭をからっぽにして絵画、粘度、造形に取り組み、楽器をならし歌い、叫び、踊り、泣いて笑った。思えば医師になってから予定に追われ、体裁を繕い、理想の自己像を演じて生きてきた。第1回目の絵画・土いじりで見え隠れし始めた別の自分が、樹を作成するグループワークで見え見えになり、音楽でドーンと羞恥心の幕が外れ、プレイセラピーでバレバレになった。それが爽快であたたかいプロセスであったのは、講師陣の豊かな臨床経験があったからに違いない。

　昨年から港区高輪に「こころとからだのカウンセリングセンター」を開設し、トラウマケア・医療相談を中心にカウンセリングをしている。今回の体験は大いに活きるはずだ。

134　第2部　トラウマケア／PTSD予防とグループ表現セラピーの実際

表4　ワークショップの内容

「トラウマとミュージックセラピー」　講師：アドヴァ・フランク・シュヴェーベル氏

日	時間帯	内容	主旨
1日目	～10：00	裏面がシール状になっている紙に自分の名前を記入し、体に貼る。名前を記入するときは、今日のワークショップ内で呼ばれたい名前にする。色つきのペンを使用し、今日の自分の気分に合った色を選んで名前を書く。	ワークショップ参加のための準備。
	10：00～10：10	輪になって参加者が椅子に座り集まる。それぞれが持ち寄った楽器（ヴァイオリン、ギター、フルート、トロンボーン、打楽器など）を自分の傍に置いて座る。	
	10：10～10：20	自己紹介。講師の先生から自己紹介。その後、参加者のなかで話したい人から自己紹介をし始める。持ち寄った楽器についても共有する。	オープニングセレモニー
	10：20～11：00	～グループ即興～ 持ち寄った楽器を自由に演奏する。いくつか楽器に触れた後に、一人ずつ順番に、今の気分で好きな楽器を自由なリズムで演奏し、他のメンバーがそれを真似る。その後、全員一斉に楽器を演奏しつつも、だんだんとリズムが調和していくように演奏するよう講師の先生から言われる。	ウォーミングアップ
	11：00～11：30	休憩	
	11：30～12：45	～ペアで即興セッション～ 楽器は自由に選択。ペアのうち一人がセラピスト（以下Th）役で、もう一人がクライエント（以下Cl）役を演じる。最初は、講師の先生がTh役、希望したメンバーがCl役で出る。Cl役の人は自由に演奏し、Th役の人がそれにリズムや音程を合わせていく。即興セッションが一段落したところで、Cl役の人がTh役として残り、次のCl役を指名していくことを繰り返す。全員Th役、Clを体験したところで終了。	音楽セラピーのセッションの一形態の体験。一緒のリズムで合わせることの意義の体験。
	12：45～13：00	全体シェアリング	即興セッション中の体験についてシェアリングすることで音楽セラピーならではの介入について理解を深める。
	13：00～14：00	昼休み	

第4章　被災支援者養成のためのグループ表現セラピーの実際　135

使用した画材	グループ／個人で感じたこと
シール、色つきのペン	これまで一緒にワークをしてきたメンバー同士であり、特段緊張しない。メンバーと交流しながら、今回は何が得られるのだろうかという楽しみな気持ちで開始を待つ。
(各々の楽器)	このメンバーがこの楽器を持ってくるのは意外だなと思い、メンバーの知らない一面を見たような気持ちになる。また、自分もそう思われているのだろうと感じる。
(なし)	自分の楽器についても紹介する。グループに対する緊張感はないが、音楽経験があることもあってか、"上手に演奏できるだろうか"という不安や緊張を抱く。
(各々の楽器)	自分の楽器を演奏している際に自分の失敗が気になったが、初めて触る楽器は下手でも楽しいと感じた。初体験のヴァイオリンで音が鳴らないことがむしろ楽しい。だんだんとリズムを調和させるワークでは、何人かが自分を基準にしようとしているのを感じ、自分に音楽経験がある分リードした方が良いと感じる
	自分がピアノに触っているうちにあるメンバーの思い出の曲を一緒に合唱することになる。自分がピアノ伴奏をする。歌い終えて、そのメンバーが号泣しており、不用意に思い出にダイレクトに触れすぎた、と反省する。
(各々の楽器)	持参した楽器でセッションをする。Cl 役の時は自由に演奏をしすぎてしまい、Th 役の人を困らせてしまったかなと思う。Th 役の時は、Cl 役のリズムに合わせることに集中する。
	相手役の人が感じていたことを知れて、やはり困らせてしまったなと思う。しかし、相手役が笑顔で話をしており、他のメンバーも笑っていたため、グループの安心感の中でワークできていたことを確認する。

136 第2部 トラウマケア／PTSD予防とグループ表現セラピーの実際

日	時間帯	内容	主旨
	14：00〜 15：00	〜ミュージックセラピーについての講義〜 人類と音楽の歴史、音楽を用いることが何故治療的であるのか、ミュージックセラピーではどのようなことをするのかについて学ぶ。	音楽の特徴として、特定の音楽と記憶がリンクしていることが多いこと、人間にとって、リズムや音程を合わせようとするということは、乳児とその母親との関係のように、人生早期から重要であることなどがある。
	15：00〜 16：45	〜「意味のある曲」を聞くワーク〜 日程の都合で初日のみ参加するメンバーにフューチャーし、そのメンバーにとって意味のある曲をグループ全体で視聴し、その曲が何故自分にとって意味があるのかというエピソードを共有する。共有した後、講師の先生や周囲のメンバーからのフィードバックをする。	その人にとって重要な曲を通して、当時の記憶にアクセスする（音楽は特定の記憶にアクセスしやすい）。音楽を聞くという形での受身的な表現をすること、また安心感のあるグループの中で聴くことに意義がある。
	16：45〜 17：00	全体シェアリング	初日のクロージングを兼ねて
2 日 目	〜10：00	裏面がシール状になっている紙に自分の名前を記入し、体に貼る。初日と同様の作業	ワークショップ参加のための準備。
	10：00〜 10：10	輪になって参加者が椅子に座り集まる。昨日持ち寄った楽器を自分の傍に置いて座る。	
	10：10〜 11：00	〜トラウマケアにおけるミュージックセラピーについての講義〜 他の表現セラピーとの共通点、差異について学ぶ	他の表現セラピーと同様に、右脳的な部分を使うため、トラウマに有効と考えられる。また、音楽と記憶が結びつきやすいことも有効な側面であると考えられる。
	11：00〜 11：10	休憩	
	11：10〜 12：45	〜安全な空間についてのワーク〜 安全な空間についての誘導イメージの後、音楽を聴きながら、そのイメージを絵で表現するワーク。ピアノ協奏曲第20番ニ単調（モーツァルト）を聴いて、模造紙にそれぞれの安全な空間を描いた。	誘導イメージで安全な空間を体験後に音楽を聴きながら、そのイメージを絵で表現する。音楽は途中で、音色が変わる部分があり、その音楽の時は、安全な空間とは異なる絵が描かれた。トラウマ体験者にとって、安全な空間を知ることは大切であると共に、そこから出て、また戻って来るという体験をワークを通してすることは、現実的にトラウマに対処するための助けとなる。

第4章　被災支援者養成のためのグループ表現セラピーの実際　137

使用した画材	グループ／個人で感じたこと
（なし）	自分自身の経験と一致するレクチャーがあり、納得する。乳児とその母親との関係についてのレクチャーで、Stern の情動調律の理論と合致するように思われる内容もあり、興味深いと思う。
持参した「意味のある曲」の音源データ	号泣しているメンバーを温かい気持ちで見守りつつも、自分の番が来た時のことを想像し、少し緊張した気持ちも混ざっている。
（なし）	初日を楽しく終える。翌日メンバーが減ることについて、少し寂しく感じる。翌日「意味のある曲」のワークの続きがあると改めて聞き、緊張した気持ちになる。
シール、色つきのペン	初日同様、いつもの導入という認識で行う。
（各々の楽器）	今日はどんな内容になるのか、楽しみ半分、緊張半分な気持ち。
	やはり、自分自身の経験からも納得できる部分が多く、納得する。
模造紙、クレヨン、色鉛筆、クーピー	たまたま知っている曲が題材になっており、イメージやストーリーを自由に展開させるというよりも、すっかり音楽そのもの（和音や音の運びなど）を楽しんでしまう。絵を描くのに困る。

138　第2部　トラウマケア／PTSD予防とグループ表現セラピーの実際

日	時間帯	内容	主旨
	12：45〜 13：00	全体シェアリング	
	13：00〜 14：00	昼休み	
	14：00〜 15：50	〜「意味のある曲」を聞くワーク〜 自分を含め、昨日実施しなかったメンバーの分を行う。	その人の人生にとって重要な曲を通して、当時の記憶にアクセスする。外傷的な記憶と結びついていた場合、その音楽を聞くという表現をし、またグループの中で聴くことで、受け止めてもらえる体験になり、統合と癒しにつながる。
	15：50〜 16：00	休憩	
	16：00〜 16：50	〜グループ即興〜 今日の気分で楽器をたたくワーク。今日の気分に合わせて楽器を選択し、リズムを自由にたたく。最後に全員で同じ楽器を同じリズムでたたく。	カタルシスを得る、グループ感を強める。クロージングも兼ねて。
	16：50〜 17：00	全体シェアリング	クロージングを兼ねて

第4章　被災支援者養成のためのグループ表現セラピーの実際　　139

使用した画材	グループ／個人で感じたこと
	他の人が、自由にストーリーを展開させているのを聞き、本来のワークの目的と少し逸れたことをしたと思う。一方で、それはそれで良いかとも思う。講師の先生から「楽しんでいるのが見ているだけで伝わってきましたよ」というフィードバックをもらい、嬉しいような恥ずかしいような気持ちになる。
持参した「意味のある曲」の音源データ	これまでの回では比較的早い段階でシェアをするが、今回は、それぞれ深さの違った意味を持つ候補曲が複数あり、どれにしようかずっと迷ってなかなかシェアできない。他のメンバーが辛い過去の思い出を話して号泣したり、ネガティブな気持ちも表現しているのを見ているうちに、候補曲の中で一番辛い思い出とリンクしているものを選ぼうと思う。自分の番になって聞き始めると、一音目からこれまで体験したことがないほど強く感情を動かされ、曲にまつわる記憶を話すうちに号泣する。講師の先生から「まさに曲のタイトルにあるような経験だったんですね」とフィードバックをもらい、共感してもらえた気持ちになる。悲しい気持ちを悲しい気持ちとして、正面からじっくりと体験することが出来たと感じる。
	メンバーから「人間としてハグして良いですか？」などと温かな声を掛けてもらい、グループからも共感してもらえたと思い、癒される。
	楽器が壊れてしまうのではないかというほど楽しくたたき、グループの一体感を感じる。

（記録：岡本　悠）

4-6　ダンスムーブメントセラピー

講師：スマダール・コルン（Smadar Korn M.A）

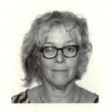

紹介：
ダンスムーブメントセラピー、心理療法、PTSD予防専門
個人クリニックと教員として経験を積んだ、ダンス・ムーブメント心理療法家
イスラエルにて、大人と子供に向けて活動を行う
近年は、親子間心理療法に焦点を当て、この分野についての教鞭も執る
東日本大震災やパレスチナの自治体に対して、ポストトラウマ・トレーニング・プログラムを開催

ダンスムーブメントセラピーとは：
　身体の動きという非言語で象徴的なツールを使って感情と思考を伝え合うことは、人生の重要課題を思い出したり、再行動化したり、再体験するための媒体となる。
　ダンスムーブメントセラピー(DMT)では、ダンスや動きを、人の感情、認知、社会性、行動、身体に変化を起こすために活用する心理療法である。DMTは表現セラピーの一形式で、そのベースには、動きと感情、そして体と精神は総合に影響しあう1つのシステムであるという考えがある。DMTが最終的に目指すのは、そうした全体性の感覚と、その健康なバランスを見出せるようにすることである。

第 4 章　被災支援者養成のためのグループ表現セラピーの実際　　141

ワークショップのねらい：
2015年3月21・22日

「トラウマとダンスムーブメントセラピー」

- ダンスムーブメントセラピーについて
- 運動感覚的共感、ミラーリングとリフレクティング、潜在的な関係性について
- トラウマケアと体
- ピア・グループスーパービジョン
- グループセラピーにおける集結

ワークショップの内容：

　東日本大震災より4回目の来日となる、スマダール・コルン氏を講師に迎え、「トラウマとダンスムーブメントセラピー」をテーマに2日間のワークショップを開催した。

　ワークショップの内容から逸れるが、東北を中心に様々な表現セラピーを使ったトレーニングを提供する中で、

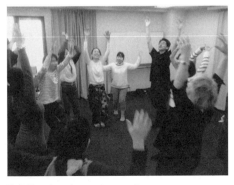

体を使った、ウォームアップ

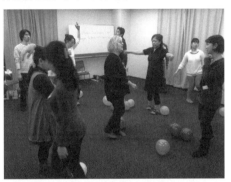

風船を用いて、様々な分離を体験するワーク

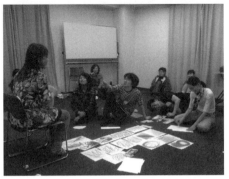

夢のグループスーパービジョンで感じるままに表現している様子

ダンスムーブメントセラピーが一番日本人に親和性があると感じている。阪神大震災における支援活動で受け入れられやすかったのが、体的な面だけでなく、心を癒す効果が認められる「足湯」であったことからも、日本人にとって、身体的なものを通した心のケアが有効であると考えられる。

本ワークショップでは、まず、ダンスムーブメントセラピーを用いた、オープニングとウォームアップが開催された。ジブリッシュ（意味を成さない言葉の羅列）を使った伝言ゲームでは、言葉以外のもの（ジェスチャーや声のトーンなど）を用いたコミュニケーションがグループに笑いと和みをもたらしていた。その後、グループワークにおける終結（別れ、別離）についての講義と、別れを３つの異なった方法で体験する風船を用いたワークが行われた。そしてコルン氏がセラピスト仲間と11年間続けている夢のグループスーパービジョンワークが開催された。ここでは、ある参加者がスーパービジョンを受けたい自分のケースを提供し、グループをプレゼンターと観察者に分け、プレゼンターはあたかも夢の一部になったかのように、観察者が見守る中で、感じた表現活動を行い、それについて振り返り、クリエイティブな方法で表現し、時間を置いてから再び振り返るというプロセスで行われた。このプロセスの間、すべてが混沌としていたが、最終的には、その混沌から秩序が見出された。

最後に、１日目で風船を使って行った別離のワークを、ペアで行った。

ワークショップの詳細は表５の通りである。

◎コラム6：チャンネルが開く感覚◎

宮城県教育委員会緊急派遣スクールカウンセラー　岡田太陽

　IsraAIDによる表現セラピーのワークショップに参加するたびに思うのは、非言語的な部分を活性化するためか、体験したことの素晴らしさを言語化することが非常に困難だということである。JISPにお願いしてワークショップを企画したのはいいが、どう広報すればいいのか毎回悩んだ。心の底から大笑いすることもあれば、思わず涙が溢れるようなこともある。時にスピリチュアルな体験をしたりもすれば、すごく深いリラックスを体験したりもする。グループという輪の中で、間違いなくとても「いい」体験をするのだけれども…言葉にすることが非常に難しい。この「言葉にならない」感じがいつも大変もどかしい。時には小学生の日記のように「すごかったです」しか言えなくなるほどである。それでも1年に渡って毎月開催してきたワークショップにはトラウマケアに携わる多くの仲間が参加して下さった。

　ワークショップに参加すると、先生方はグループという場を安全な場にするためにものすごく配慮をされていることを感じる。そんな安全な場の中で、投影（Projection）を使うことで圧倒されることなく過去と向き合う。その「過去」を「現在」からさらに俯瞰して眺め、必要とあらばさらに手を加えていく。そんな自らの気づきに加えて、さらにグループという場を使って、その過去に様々な「違った角度からの見方」があることへの「気づき」を促す。表現セラピーがPTSD予防に効果があると言われるのはそういう機序によるものなのかなあ···と左脳的に解釈したりもしてみるが、それだけではないようにも感じる。

　先生方は「創造性（Creativity）と遊び心（Playfulness）が人を癒す」と言う。たしかに毎回毎回自分の中の子どもの部分がものすごく活性化することを感じる。かつて学校という場で嫌というほど感じていた「評価されること」に怯えることなく、好き勝手に、気持ちの赴くままに、自由に、体を動かし、絵を描き、工作をし、書き散らし、演じ、音を奏でる。そんなワークを通して右脳を活性化し、振り返りを通して左脳を活性化する。右脳と左脳を行ったり来たりする中で、自分の中の沢山のチャンネルが開いていく感じがする。それはまるで子ども時代に世界を見ていた眼差しを再獲得するかのようだ。

　世界を感じる右脳的な子どもの部分と、言語化する左脳的な大人の部分。2つの部分を行ったり来たりする中で、解離していた2つの部分が近づいていく感じもする。大人の自分が子どもの自分の目線に合わせて、二人で世界を見つめているような···。ワークショップを終えた瞬間。世界がいつにもまして、美しく希望に満ちて見えるのは、きっとそういうことなのかもしれない···と思ったりもする。その感覚を忘れたくなくて、またワークショップに足を運ぶわたしがいる。

144　第2部　トラウマケア／PTSD予防とグループ表現セラピーの実際

表5　ワークショップの内容
トラウマとダンスムーブメントセラピー　講師：スマダール・コルン氏

日	時間帯	内容
1日目	〜10：00	裏面がシール状になっている紙に自分の名前を記入し、体に貼る。名前を記入するときは、今日のワークショップ内で呼ばれたい名前にする。
	10：00〜10：20	自己紹介。講師の先生より自己紹介を行う。
	10：20〜10：40	音楽に合わせて感じるままに体を動かす。体を目覚めさせる。ゆっくり部屋の中を探索する。それから少しずつ体の動きを大きくしていく。
	10：40〜11：00	部屋の角から反対の角へ、一人ずつ自分の好きな擬音語とそれに伴う動きを表現しながら向かう。
	11：00〜11：10	ジブリッシュ（意味を成さない言葉の羅列）による伝達ゲーム。講師が隣の人にジブリッシュで伝言。それを隣の人がそのまた隣の人へ伝達をしていく。
	11：10〜11：30	講師による簡単なレクチャー。グループの終結について。
	11：30〜12：00	風船と一緒に踊る。しばらく風船と踊った後、 ①合図とともに問答無用で別れる ②乱暴に拒絶するように別れる ③十分時間をとって別れる 3種類の別れ方で風船と「別れる」。そしてその後自分の中で感じた感情に注目する。
	12：00〜12：30	全体でのシェアリング
	12：30〜13：30	昼休憩
	13：30〜13：50	午後のワークの導入

第4章 被災支援者養成のためのグループ表現セラピーの実際 145

主旨	使用した画材	グループ／個人で感じたこと
ワークショップ参加のための準備。	シール、色つきのペン。	
		初めて参加の人とそうじゃない人が混合しているグループであることを感じた。
オープニングセレモニー		慣れないことに対して恥ずかしい気持ちもわくが、体を自由に動かしているうちにその気持ちもだんだん減っていくことを感じた。
ウォームアップ		他の人の表現を見て、色々な表現があるなあと感じた。大きな動きができる人をすごいなと思った。
		ジブリッシュだけだったものが次第に動きが伴っていって、コミュニケーションになっていくのを感じた。楽しく笑顔がこぼれた。
グループは続くかもしれないが、今回が1つの節目として終結を迎えることが伝えられる。終結がないグループもあれば、最初から回数などが決まっていて終結があるグループもある。メンバーが決まっているグループもあれば、毎回人が出入りするオープンなグループもある。グループの種類によって終結もまた異なる。		
「別れ方」による感じ方の違いを体験し、自分にとって心地よい「別れ方」に気づく。	風船	風船との別れだけれども、思いのほか「別れ」によって様々な感情が湧くことを感じた。
「別れ方」についての自分の気づきをシェアリング。		

146　第2部　トラウマケア／PTSD予防とグループ表現セラピーの実際

日	時間帯	内容
	13：50〜14：50	【夢のグループスーパービジョン（以下：SV）】 1）プレゼンターはSVを受けたい自分のケースを決め、そのケースについて何が知りたいのか「質問」を決める。 2）質問を具体化するために、事前に1対1でリーダーと話し合っておくといい。 3）プレゼンターはグループで自分のケースの概略と質問について10分ほどで話す。 4）グループのメンバーは質問を明確にするために知りたいことについてプレゼンターに質問をする。 5）プレゼンターは円の中央に。グループ参加者の中で最低3人、最高5人、円の中に加わる。それ以外の人は「観察者という名の石像」（何も言えないし、何もできない）になる。希望制。 6）円の中に入った人は「あたかも夢の中の一部（part of the dream）」になったかのように、判断せず感じるままに表現を行う。どんな役割をとってもいいし、役割をいきなり変換してもいい。相手の役割を無視して関わってもいい。セラピストとして言ってはならないことを言ったりしてもいい。絵を書いてもいいし、音楽を鳴らしてもいい。クリエイティブな方法であればOK。（プレゼンターとリーダーのみストップをかけることができる）。リーダーはファシリテーター兼タイムキーパー的役割。 7）セッションと同じ時間かけて、円の中の人は「夢」を描く。外の人はそれを「感じる」。
	14：50〜15：00	休憩
	15：00〜16：30	8）全体シェアリング
	16：30〜17：00	9）ホームワークの確認。先ほどの体験の中で感じたことをクリエイティブな方法で表現できるようにする。翌日グループに持ち帰る。（本来であれば4週間ほど寝かせるらしいが、時間がないため翌日行うこととなった）。
2日目	〜10：00	裏面がシール状になっている紙に自分の名前を記入し、体に貼る。名前を記入するときは、今日のワークショップ内で呼ばれたい名前にする。
	10：00〜12：00	10）夢のグループ・スーパービジョンのホームワーク。前日の夢のグループスーパービジョンの時間に体験したことをクリエイティブな方法で一人ずつプレゼンターに対して表現する。プレゼンターはジャッジせずただ受け取る。今回は一人ひとり時間をかけて丁寧に行ったが、実際の場ではそれほど時間をかけず短いフィードバックにとどめるとのこと。

第4章　被災支援者養成のためのグループ表現セラピーの実際　　147

主旨	使用した画材	グループ／個人で感じたこと
グループを用いたクリエイティブ・スーパービジョンの1つの形態についての紹介と体験。	A 4の紙、クレヨン	言葉で上手く表現できないほどの、ただひたすら圧倒される体験。
ワークショップ参加のための準備。	シール、色つきのペン。	
グループを用いたクリエイティブ・スーパービジョンの1つの形態についての紹介と体験。	A 4の紙、クレヨンなど（参加者がそれぞれが持ち込むもの）	本来4週間かけて寝かすものを、翌日やっているので、なかなか整理されず、表現もままならないままに表現した。前日の混乱が残っている感じがした。

148　第2部　トラウマケア／PTSD予防とグループ表現セラピーの実際

日	時間帯	内容
	12：00〜 12：10	11）プレゼンターからの感想。
	12：10〜 13：00	12）全体シェアリング
	13：00〜 14：00	昼休憩
	14：00〜 14：30	ミニレクチャー：混沌と秩序
	14：30〜 15：00	ペアになり、背中合わせに座る。お互いの背中を感じながら音楽に合わせて協調的に動く。その後ゆっくりと少しずつ背中を離していく。背中が十分離れたところをみはからって、ファシリテーターがバラバラになるように目を閉じた状態のまま参加者を動かす。バラバラになった状態で、ファシリテーターの合図で背中向きに自分のペアと背中同士で再会するまで動き続ける。ペアになったらその場で留まる。
	15：00〜 15：30	1日目に風船で行ったことを対人で行う。「別れ」に対する気づきのワーク。言葉は使わず動きだけで行う。音楽に合わせて部屋の中を探索する。途中講師の指示によって近くにいる目のあった人と「出会う」。そしてその人とともに反映的な動きをする（協調的な踊り）。その後名残惜しそうな感じで別れる。その後しばらく部屋を探索した後、講師の合図によって次の別の人と出会い、また反映的な動き（協調的な踊り）をする。そして今度は真反対を向き、振り返ることもなく別れる。再び部屋を探索、講師の合図によって次の別の人と出会い、しばらく反映的な動き（協調的な踊り）をした後、今度は喧嘩別れをする。再び部屋を探索、その後、講師の合図で最初、名残惜しく別れた人と再会し、反映的な動き（協調的な踊り）をする。
	15：30〜 16：30	全体シェアリング
	16：30〜 17：00	クロージングワーク。全員で輪をつくり、この場に共にいることを感じる。それぞれ視線を合わせ、お互いを感じ、感謝の言葉を述べて終了。

第4章　被災支援者養成のためのグループ表現セラピーの実際　　149

主旨	使用した画材	グループ／個人で感じたこと
プレゼンターは参加者からもらったものを自分のケースの中で解釈し、振り返る。それがプレゼンターに課せられたホームワークとなる。		
		混沌の中で表現されたとある暴力的な場面に対して講師の先生に対する不満の声もあがった。それに対して、そういうこともまた生じることを講師がフィードバックされた。講師がどんと構えていることが場の安全を確保していることの気づきが生じた。
夢のグループ・スーパービジョンのグループ内で生じた混沌と、そこから感じるままに意味を見出しまとめる「秩序」についての説明。セッション中にはしばしば「混沌」が生じるため、「混沌」にセラピストが圧倒されず慣れておくことも大切と伝えられる。		
別れと出会いを体験する。		暗闇の中でお互い少しずつ離れていきながらもそれまでと同じリズムでお互いが動いている感じがして、胸が切なくなった。同時に暗闇の中で背中同士再会した時にホッとする感じも体験した。
別れと出会いを体験する。		風船の時とはまた異なった感じで「別れ」を体験した。共に踊る踊りが近い人、遠い人がいることも体験し、それによってどのような別れ方であれ、また「別れ」の感覚が異なることを感じた。
場を閉じるためのワーク。		

(記録：岡田太陽)

4-7　グループセラピー

講師：アリエラ・フリードマン（Prof. Ariella Friedman）

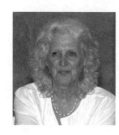

紹介：
グループセラピー、グループファシリテーション、心理学者、ソーシャルワーカー
女性のジェンダーと心理学、グループの関係性、グループダイナミクス専門
・テルアビブ大学心理学科とソーシャルワーク学部で准教授を35年間務め、その後ツファット大学　行動科学部　学部長。現在、社会芸術大学　行動科学芸術学部　学部長。

グループセラピーとは：

　セラピスト（ファシリテーター）と数人の人たちが同時に行う心理療法であり、以下のようなメリットがある。

　個人セッションでは、セラピストとクライエントの関係のみであるが、グループセラピーでは、セラピストだけでなく、メンバー同士で、サポートし合うことができる。

　他の参加者の話を聞くことを通して、自分だけが課題を抱えているのではないと知ることは、孤独感を軽減させると共に、大きな癒しとなる。また、他の人の話やフィードバックを聞くことにより、自分自身やその課題に対して、これまでとは異なる見方ができるようになったり、自分の取り組み方を見直すきっかけとなったり、安堵感を感じることを可能にする。このように、グループセラピーでは、グループプロセスの強みを用いて、グループメンバーの前向きな相互作用と気づきや内観の促進を可能とする。

ワークショップのねらい：2015年4月25・26日

『グループワークと対人コミュニケーションについてのワークショップ
～基本的なグループファシリテーションスキルとサポーティブなコミュニケーションツールを学ぶ～』

- グループセラピーとは何か？　グループワークの強みと危険性について
- 内容とプロセスの違いについて、"今、ここにある"ことについて
- カウンセリングおける対人スキルについての理論：傾聴・共感・抑制・衝突・投影
- グループにおける自己開示と課題に対する理論とフィードバック
- ファシリテーション法についての理論
- ピア・ファシリテーション

ワークショップの内容：

　アリエラ・フリードマン博士を講師に迎え、2日間のグループセラピーとファシリテーションについて学ぶワークショップを開催した。1日目はグループにおける参加者の体験を重視し、ワークと理論を交えたセッションが行なわれた。2日目は参加者のファシリテーターとしての役割を目的とし、参加者が実際にファシリテーションを行う実践的なセッションが開催された。両日共に、実践的なワークの後にグループ全体でそれを振り返り、話し合う場が持たれた。

　ワークショップの内容は下記である。

【1日目】
セッション1：導入

　導入では、グループプロセスと「全体としてのグループ」について、様々なタイプのグループとそのゴールについての話があった。

　～グループについて～

152　第2部　トラウマケア／PTSD予防とグループ表現セラピーの実際

- グループには、グループとしての命があり、ファシリテーターはその命に気を配ることが役割である。
- グループは参加している人たちが抱えている色々な問題が出て来やすい場となる。
- グループワークでは、内容とプロセスを観ることが大切である。内容とは、言葉で語られたこと。プロセスとは、語られた言葉の傍で進行しているもの（感情や行動、声色など）。ファシリテーターは、コンテンツとプロセスに注目し、2つの情報を通して、グループを観る必要がある。
- グループには、オープンなグループと構造化されたグループがある。
- オープンなグループは、セラピーや自己啓発として使われることが多く、構造化されたグループは、リーダーシップやチームビルディングなどの教育的な場として使われることが多い。この場合、ファシリテーターが構造を作ることになる。その他のグループとして、対立するグループ同士のグループもあるが、それはお互いを理解する、建設的な対話を行うことを目的として行われる。

セッション2：アニマル・エクササイズ

　ライオン、フクロウ、カメ、サルのカードを用い、グループの中にいるときの自分がどの動物に一番近いのかを参加者が選び、グループごとに別れて話し合いの後、全体でシェアリングをおこなった。

　それぞれの動物の主な意味：

- ライオン：リーダー
- フクロウ：観察者、グループと距離をおいて観る。
- カメ：マイペース、自分の家を常に背負っており、安全を感じたときに顔を出す
- サル：フレンドリー、楽しいことが好き

※主な意味に沿って動物を選択しなくても、自分自身で意味付けをしてもいいとの指示があった。

第 4 章　被災支援者養成のためのグループ表現セラピーの実際　153

　4 枚ずつそれぞれのカードがあった（参加者は 13 名であった）が、フクロウとカメが一番先に選ばれ、その次にサル、ライオンを選んだ参加者はいなかった。どのカードが一番選ばれやすいのか、選びたいカードが残っていないときの解決策、なぜライオンは選ばれなかったのかなどについての振り返りは、グループメンバーやグループについて知る役に立つことが説明された。

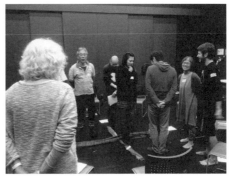
グループにいるときの、自分を振り返るワーク

　目的：グループの中での自分の特性と、グループプロセスについて話し合うためにこのエクササイズがおこなわれた。ジェンダー、日本文化、従順が話題のキーワードとして出てきた。

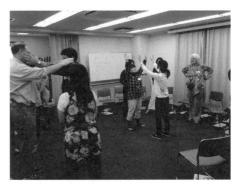
ジョハリの窓の説明後に開催された、ミラーリングワーク

セッション3：ジョハリの窓
　「ジョハリの窓」モデルとその理論についての紹介、このモデルを用いて、グループのゴールについて、グループワークの強みについて、特に安全な方法で自己開示をするため、どのように勇気づけることができるのか、役割とフィードバックの方法について、そしてグループプロセスとしてのフィードバックとシェアリングについて話し合った。
　※ジョハリの窓を用いたグループワークの説明

154 第2部 トラウマケア／PTSD予防とグループ表現セラピーの実際

グループワークを通して、「ジョハリの窓」の盲目のエリア（他人は知っているが、自分は知らないエリア）と隠されたエリア（自分は知っているが、他人は知らないエリア）を狭め、開かれたエリア（自分も他人も知っているエリア）を広げることができる。他のグループ参加者からのフィードバックを通して、盲目のエリアを狭め、シェアリングで、経験や感じていることなど自分について話すことを通して、隠されたエリアを狭め、開かれたエリアを広げる。

理論の説明後に、下記のようなエクササイズが開催された。

グループを3人の小さいグループに分け、そのうち二人がミラーワークをしている間、一人がそれを観察、それぞれが役割を交代した。エクササイズ後、それぞれのグループでシェアリングとフィードバックの時間が設けられた。

セッション4：シェアリングとフィードバック

感情を表現することの重要性について話し合い、Judish Herman著 "Trauma and Recovery"（邦訳：「心的外傷と回復」ジュディス・L・ハーマン／みすず書房）が紹介された。

子供の頃に体験したグループでの思い出について質問され、参加者からクラスで問題となり見捨てられた友達や、あえて冒険を試みた友達への嫉妬などの強烈な思い出が語られた。ある参加者は、幼稚園で体験したグループ参加への困難が、今日まで彼女の自信欠如を引き起こしていることについて話した。彼女のこの体験について、以下の要領でグループワークを行った。

他の参加者は、共に手をつなぎ、しっかりとした輪を作った。彼女は、自分の力や強みを使ってこの輪に分け入るという課題をファシリテータから出された。このワークは、グループにとって強力な体験となり、彼女にとっては、自分に気づきと変化をもたらすための非言語の主張をおこなう体験となった。

【2日目】

セッション5：ファシリテーションスタイル

グループシェアリングの時間を持ち、参加者から感じていることや質問が出された。その後、グループワークの利点についての話があった。

ファシリテーションスタイルについての次のエクササイズを行った。部屋に「積極的―受動的」のラインとそれに交差する「信頼する―用心深い」を作り、参加者はグループにいる時の自分を実際に位置した。その状態で、参加者はそれぞれ次の3つについて観察を行った。

①自分がどの位置にいるのか

②どの位置に在りたいのか

③他の人から見た自分はどこに位置するのか

このエクササイズより、ファシリテーションについての質問は言うまでもなく、たくさんのシェアとフィードバックがあった。

特に、「あるメンバーがグループで常に話したり、支配的である場合、どのように対応すればいいのか？」、「シェアしない人や話さない人に対して諦めるべきなのか？どのくらい後援すればいいのか？」という質問について話し合った。ワークショップに参加していた全ての男性（日本人）が積極的で用心深いスペースに立っていたという点から、ジェンダーと文化についての話し合いもおこなわれた。

～シェアリングで話し合われた内容～

* グループの中で「しゃべること」は周りに影響を与え、ステータスや居場所をつくることになる。「しゃべらないこと」は周りの人には聞こえないことになる。

* ファシリテーターは、誰が喋っていて、誰が喋っていないのかを観察することが大切。

* ファシリテーターは、話すことで誰が時間をとっているか、グループの中にサブグループがあるか（サブグループは何か共通点がある所に生じる）

156　第2部　トラウマケア／PTSD予防とグループ表現セラピーの実際

に気をつける。

- ファシリテーターがグループ内でルールを作ってはいなくても、参加者がルールを感じていることもある。暗黙のルールに気づく。暗黙のルールに従順な文化もあれば、そうじゃない文化もある。また、ルールとは別に、グループ内にパワーが生じる場合もある。パワーはネガティブな意味に捉えられがちだが、ポジティブな側面もある。ファシリテーターはその両面をちゃんと感じることが大切。時にパワーが他の人のエンパワーメントに使えることもある。パワーを抑えるのではなく、うまく使うことが大切である。

セッション6：グループ発展ステージ理論

　グループ発展ステージ理論（MacKenzie and Livesleyの "A Developmental Model for Brief Group Therapy" による）についての紹介と、それぞれのステージにおけるファシリテータによる介入について（抑制、共感、挑戦、オープン／クローズド・クエスチョンを含む）の講義があった。

セッション7：ピア・ファシリテーション

　参加者の中から申し出のあった、二人のボランティアファシリテータがこのグループを運営した。ボランティアファシリテーターは、セラピストから、エクササイズをしてからその経験についてグループで話し合いを持つ内容にするよう、指示を受けた。

　ボランティアファシリテーターは、グループメンバーが一人ずつグループの前に立ち、何かを3回叫ぶ、「エコー」というセッションを行った。1度目、グループはエコーを返し、2度目はグループはそれを無視、3度目は再びエコーを返した。その後、グループで経験について話し合い、ファシリテーターは参加者が体験を通して感じたことを引き出した。また、オブザーバーが観察したプロセスついてフィードバックする分析の時間も設けた。オブザーバーから出された、グループの中で表出していた潜在的な抵抗についてのフィードバックは、いつどのようにいいグループ介入が行われると、グ

ループが開かれるのかといういいデモンストレーションとなった。さらに、グループの関係性についての話し合いが行われた。

セッション8：ファシリテーターの役割について

　グループ対個人介入についてとその他のファシリテーターの役割についての講義が行われた。その際、シェアで返答せずに取り残されている人に対して、ファシリテーターはどのように対応するのがいいのかについて話し合われた。また、参加者とファシリテーター間の対話を続けるよりもむしろ、参加者間の相互作用を促進することやその他についても話された。

　〜話し合われた内容〜

- ファシリテーターはグループの雰囲気をつくることが大切。
- １つのまとまりとしてのグループをつくることができれば、その中で個を表出しても大丈夫な「場」となる。
- ファシリテーターは、最初はグループをつくることにフォーカスする。個と個（参加者とファシリテーター）の対話ではなく、ファシリテートを通して、グループと個が対話できるよう方向に持っていく。
- ファシリテーターとして大切な要素に、グループ内で起こっていることを、メタファーとして扱えるかどうかという観点がある。
- グループは課題が「生きている」状態になる。話をする、しないに関わらず、表出されやすい状態になる。それぞれの人としての課題が出てくる場になる。個人的な人間関係をチェックし合うことができるし、違うメンバー同士で起きる感情を感じることができるし、色んな視点からの見方を出すことができる。グループの中でサポートする側にもなれるし、サポートされる側にもなれる。グループのプレッシャーも体験できるし、インサイダーなのかアウトサイダーなのかを感じることもできる。

セッション9：クロージング

　グループセッションにおける「分離」「さよならを言うこと」についての講義があった。このプロセスを行う時間をつくることの重要性、ワークを通

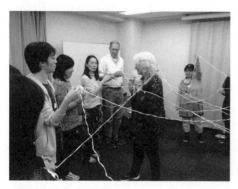

紐を使った、クロージングワーク

して開いたままになっているものを参加者が閉じることを許すこと、去ることについての感情をシェアすることなどについて話し合われた。理論のあと、やや構造化された方法で、参加者がさよならを言うプロセスを体験できる次のような、紐を用いたエクササイズが行われた。紐のボールを持った人が何か、ワークショップでの経験について話し、その後、そのボールを他の参加者に投げ（話した参加者は紐の端を持ったまま）、グループでどのような体験をその人とおこなったのかについて伝えた。そして、受け取った参加者は同じことをし、全ての参加者に行き渡るまで繰り返し、紐によって参加者をつなぐ大きなネットが部屋に作られた。　　（記録：福本敬子）

第3部　東日本大震災の「語り」に基づく
苦労体験学の構築

はじめに　東日本大震災の「語り」に基づく 苦労体験学の構築
―心的外傷後成長（Posttraumatic Growth：PTG）の視点より―

いとうたけひこ

　第3部における3つの章は、2014年度の和光大学総合文化研究所の研究プロジェクト「東日本大震災の被災者の語りにみられる人間的成長のミックス法による分析―心的外傷後成長に焦点を当てた質的分析とテキストマイニング―」の研究成果の一部である。

　3つの論文は、第6章に解説があるように、ナラティブアプローチおよびそれにテキストマイニングを組み合わせた混合研究法による「援助体験学」、「被災体験学」を構想したものである。すなわち、援助体験者自身の語り、そして被災体験者自身の語りを分析し、それらからどのように意味と情報をくみ取ることができるかという試論を各著者が提示したものである。これらは国際NGOイスラエイドが東北大震災の被災者と援助者にインタビューをおこなった記録を動画と音声で紹介し、アーカイブとしていく『東北の声』の活動が基盤となっている。

　これらの語りに共通するものは「苦労」であると考えた。そして、援助の体験者、そして被災の体験者の研究を総称して「苦労体験学」（Suffering Experience Research）と呼ぶことを2014年8月28日に和光大学で開催された「語りに基づく被災体験学の講演とシンポジウム」の主催者として、いとうが提案したのである。

　実は、これは呼び名が新しいだけで、このテーマではすでに多くの研究が蓄積されている。心的外傷後成長（PTG）の研究もそのうちの1つである。また、浦河べてるの家に端を発した当事者研究も、苦労をどのように自分が

取り戻し、良い苦労にしていくかのグループアプローチである。井上が提案した援助者セラピー原則の震災被災者援助者への理論的拡張も、本来はアルコール依存症の自助グループから出発したものである。

今回は、被災者の状況などの違いを尊重しつつも、そこで立ち現れる人間の美しさと強さを紹介するとともに、現状への提言も視野に入れた。今後の苦労体験学の展開が楽しみである。

第3部の各章の初出は以下の通りである。

Lieblich, A. (2014). The contribution of narrative approach to posttraumatic growth Paper presented at Wako University　いとうたけひこ・山崎和佳子（訳2015）心的外傷後成長（PTG）研究におけるナラティブ・アプローチ：苦労体験学（Suffering Experience Research）に向けて　東西南北2015：和光大学総合文化研究所年報, 104-116.

いとうたけひこ（2015）. テキストマイニングによる被災体験学（Disaster Experience Research）への混合研究法アプローチ：死に関する表現と心的外傷後成長（PTG）東西南北2015：和光大学総合文化研究所年報, 104-116.

井上孝代（2015）. 東北被災者における援助体験学（Helper Experience Research）：援助者セラピー原則（Helper Therapy Principle:HTP）に着目して　東西南北2015：和光大学総合文化研究所年報, 117-133.

第5章　心的外傷後成長（PTG）研究における ナラティブ・アプローチ
―苦労体験学（Suffering Experience Research）に向けて―

アミア・リーブリッヒ

アミア・リーブリッヒ（Amia Lieblich）

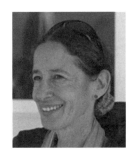

<u>紹介：</u>

イスラエルのヘブライ大学名誉教授（心理学）でオーラルヒストリー／ナラティブ（語り）に関する研究に30年以上取り組む。質的研究とライフストーリーメソッドにおける専門家として国際的に知られている。戦争体験者、戦争被害者の語りを研究し、天災・人災を体験された方の語りの傾聴について数多くの学術書、一般書を執筆。JISPと共に2011年から東北の復興支援活動を行っている。（『東北の声』プロジェクト）

5-1　心的外傷後成長（PTG）とはなにか

　心的外傷（トラウマ）という用語は、命を脅かすようなネガティブな出来事と、それに対する反応の両方を指すと定義されてきた。
　アメリカ精神医学会のDSM（精神障害の診断と統計マニュアル）でも、トラウマをその両方の意味で定義づけている。マニュアルの簡易バージョンの定義

164　第3部　東日本大震災の「語り」に基づく苦労体験学の構築

では、

a. 死や重傷を負うなど、身体的な統一性が危険にさらされるような恐ろしい<u>出来事</u>、あるいは、他の人に起こったそのような出来事を目撃すること。

b. そのような出来事に対する激しい恐怖・孤立無援・困惑と恐怖などの<u>反応</u>とされている。

　さらに、心的外傷後ストレス障害（PTSD）は、トラウマになるような出来事を生き延びた結果、その人に継続的な影響として残る、特定の出来事への反応を指している。簡潔にまとめると、PTSDはトラウマとなった出来事の再体験の症状（たとえば、侵入的な記憶や悪夢などによる）と、トラウマに関連する内容を回避し続ける行動を指す。興味深いことに、PTSDのこれら2つの症状は、全く逆の傾向を持つようにも思われる。

　1990年代半ばまでは、こうしたトラウマのネガティブな結果に焦点をあてることが主流であった。今日に至るまで、何らかの極端なストレスを伴う出来事は、短期的であれ長期的であれ、その人の人生を損なうと一般的には理解されている[1]。精神医学の医療研究はトラウマのネガティブな結果や、その治療方法の研究にさかれており、その中には、かの有名なエドナ・フォアによる手法も含まれている[2]。

　私の出身国イスラエルの人々は、数多くのトラウマ的出来事から様々な経験を積んできた。それらは、テロリズムや戦争といった現在直面しているものもあり、ホロコーストのように、長引く影響が2世代・3世代後にまで受け継がれるようなものもある。他の社会においては、トラウマは殺人・強姦・強盗など個人的で身体的な暴力によるものが有るだろう。地域によって

---

1) Herman, J. L. (1992) Trauma and recovery, NY：Basic Books.
2) Foa, E. B., Keane, T. M., Friedman, M. J. and Cohen, J. A. (2009) Effective treatments for PTSD: Practices guidelines. NY：Guilford.

第5章　心的外傷後成長（PTG）研究におけるナラティブ・アプローチ　　165

は竜巻・地震・津波のような自然災害によるトラウマが見られる。拷問や家
庭内暴力や幼児虐待によるトラウマも我々の世界に満ちあふれている。この
ように、我々の生活において、トラウマになりうるような驚くべき出来事に
しばしば直面することが有るのだ。そうした出来事は私たちにどういう影響
を与えるのだろうか？

　テデスキとカルフーン[3]は、トラウマに関する言説についてPTSD（心的外
傷後ストレス障害）だけでなくPTG（心的外傷後成長）の重要性を指摘した研究
者である。次の文は、彼らの数多くの論文のうちの1つの冒頭に書かれたも
のである。「トラウマ的出来事によって、心理的、身体的に数多くの悪い結
果が生じる可能性があるという証拠の多さは、圧倒されるほどである」。し
かし、全てのトラウマ的な出来事が、全ての人にとって、常にネガティブな
結果だけをもたらすのだろうか？　テデスキとカルフーンや他の学者たちは、
トラウマがそうした結果とは異なる結果をもたらす可能性もあると主張した。
彼らは「トラウマ」と「環境不適応」、「被害」、「障害」とを直接的かつ単純
に結びつけることには基本的に反対している。彼らはトラウマ的出来事が、
レジリエンスと共に経験されることも多く、PTSDというよりも「心的外傷
後成長（PTG）」を経験することがあり得ると主張している。多くの場合、
過去のトラウマ的経験に関する良い面と悪い面は複雑に組み合っている。
PTSDの概念が登場してから20年以上経った今日まで、ネガティブな出来事
が個人に良い影響ももたらすことを多くの実証的研究が示している。痛まし
く悲惨な災害を体験した人々でも、その経験や苦闘から、何か少しでも良い
ことを汲み出すこともあるだろう。また極度に過酷な状況に直面した経験に
よって初めて、人々が自らのもつ強靱さや主体性に驚くことも多い。そうし
た経験によって、社会における自分の立場だけでなく、自分自身の自尊心や
自己イメージを恒久的に変えてしまうこともあるだろう。別の言葉で言えば、

---

3) Tedeschi, R. G. and Calhoun, L. G. (1996) The posttraumatic growth inventory：Measuring the positive legacy of trauma. *Journal of Traumatic Stress*, **9**, 455-471.

166 第3部 東日本大震災の「語り」に基づく苦労体験学の構築

トラウマの犠牲者は、逆境を乗り越えた結果として、何らかの成長を体験することもあるだろう。強姦・近親相姦・死別・重病・戦争・自然災害などを経験した人に、そうした成長などの経験が見られることが、研究結果からも報告されている。これらをふまえて、テデスキとカルフーンは、5領域21項目からなる尺度であるPTGI（心的外傷後成長尺度）を開発した[4]。

　似たような観点で、近年多くの注目を受けている概念にレジリエンスがある。辞書によれば、レジリエンスは「つらい出来事から立ち直ること」あるいは「ストレスや大災害に抵抗する能力」と定義づけられている。PTGとレジリエンスの関連性は、本論文の議論の範囲外だが、2つを分けるポイントを簡単に述べると、少なくとも以下の2点が挙げられよう。

　1．時間の次元：レジリエンスはトラウマ発生時点からその人を守るが、PTGは、トラウマによる一面ではネガティブな体験をした後に、遅れて現れることが多い。

　2．レジリエンスは逆境にうまく適応することを意味するが、PTGは災害体験後の実際の成長を指している。

PTG研究者の理論的論文からみると、トラウマによって気づかされる恩恵は大きく3つの領域に分類されている。

　a．　自己における変化の理解。たとえば、感情的な成長、「私は前よりもよい人間になれた」と感じること、人生に関する経験の蓄積、より強くなったという感覚、以前に増して自分を頼り、自信を持てるようになること等である。

　b．　人間関係における変化の理解。たとえば、家族や友人や地域社会の人々との関係がより深くより意味のあるものになること、支援に感謝し喜んで支援を受けられるようになること、以前にも増して自己開示

---

4) Tedeschi, R. G. and Calhoun, L. G. (1996) The posttraumatic growth inventory : Measuring the positive legacy of trauma. *Journal of Traumatic Stress*, 9, 455-471.

第 5 章　心的外傷後成長（PTG）研究におけるナラティブ・アプローチ　　167

ができるようになり感情表現が豊かになるということ等である。

c.　人生哲学の変化。たとえば、人生の優先順位が変わること、人間性に対する信念や宗教精神的な信念に変化が出ること等である。

　こうした傾向やそれ以上のものが、NPO イスラエイドのボランティアによって東北で行われた『東北の声』のインタビューの記録ではっきりと現れている。さらに、こうした心理的変化に加えて、転居、新しい職業選択、社会的地位の変化といった実生活の変化というテーマも、本稿で示される『東北の声』の実際の語りにおいて確認できる。

　PTG 理論は、多くの研究の蓄積とともに数多くの批判的な議論[5]も生み出してきた。それらはここでは取り扱いきれないが、以下の 5 点は確認されている。

a.　非常に深刻な悲劇までも「万事はうまくいく」といった表面的な主張を行う「ポジティブ心理学の単純な定式化」に対して多くの人が反発する。しかしこれは PTG のアプローチではない。

b.　PTG はトラウマの影響の重さや広がりを否定しているわけではない。しかし、犠牲者をいわゆる「弱い人間」だといって責めないように注意を払っているのである。

c.　トラウマ的な出来事に対する、困難でネガティブな反応は普通のことで、トラウマ直後からの段階で最初に経験されるものである。しかし、その後のプロセスの中では、そうしたものが変化し乗り越えられ、ポジティブな結果が現れることもあるかもしれない。

d.　PTG は認知―感情的な経験で、本質的に主観的な性質のものである。我々は「知覚的な変化」や「経験された成長」を扱っており、それらは実際の「行動」や「現実」に関係するかもしれないし、関係しないかもしれない。

---

5) Applied Psychology：An international Review, 2007.56 (3) の PTG 特集では、PTG のコンセプトにおける矛盾と議論の研究をテーマにしている。

e. PTGは普遍的ではない！　誰が、どのようなときにPTSDやPTGを経験するかはいまだに明確になっていない。トラウマの効果の客観的な側面は、PTGを予測するものではない。

それではもしPTGを促進（あるいはPTSDを減少・消滅）させたいと考えるとしたら、我々は何をすればよいのだろうか？　ここで私が提案したいのは、そのプロセスを助けるものとしてナラティブを見ていくことである。

5-2　心理学と心理療法におけるナラティブ

1980年代半ば以降[6]、社会科学上において「ナラティブターン（物語論的転回）」の潮流が見られるようになった。人々が自らの人生や経験について語る話が、アイデンティティと文化の研究において貴重な実証的素材となり[7]、研究のために、ナラティブインタビュー手法[8]や、ナラティブ分析・解釈メソッドが開発された[9]。そうした点において、個人の語り（物語り）が常に重要視され大切なものとして扱われてきた臨床分野に、学術的分野が後を追ったとも言える。

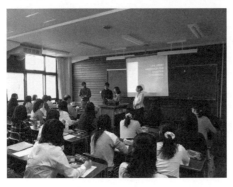

アミア・リーブリッヒ博士によるライフストーリー・インタビューのレクチャーを宮城学院女子大学にて開催

我々自身の人生の物語り、あるいは自伝的な話は膨大で重要な情報を含んでいる。現在、心理学的な理論や研究に

---

6) Bruner J. (1990) Acts of meaning. MA：Harvard University Press.
　Sarbin, T. R. (1986) Narrative psychology：The stories nature of human conduct. NY：Praeger.
7) Lieblich, A. (2014) Narratives of positive aging. NY：Oxford University Press.
8) Josselson, R. (2013) Interviewing for Qualitative inquiry. NY：Guilford.
9) Lieblich, A., Tuval-Mashiach, R. and Zilber, T. (1998) Narrative research：Reading, analysis and interpretation. Thousand Oaks, CA：Sage.

第5章　心的外傷後成長（PTG）研究におけるナラティブ・アプローチ　169

おいては、以下のような主要な主張が広く受け入れられるようになっている。

a. 物語りの領域は3つの要素を含んでいる。その3つとは、過去・現在・未来といった時間、自分・相手・世界／自然における位置といった空間、良い・悪いといった評価のことである。

b. ライフストーリーは、自分の人生と時間の意味を得るためのレンズを与えてくれる。

c. ライフストーリーはアイデンティティと文化の中間にあるもので、それらはお互いを反映し、構築する。

d. ライフストーリーは「歴史的な真実」よりむしろ「語られる真実」に関わる。

e. ライフストーリーは個人的記憶・集合的記憶の両方を表す。

　これらの理論上の主張は、これまでよく知られてきた臨床での実践、なかでも自らの物語りを語ることで、過去と現在を再構築するという考え方を補完するものだった。我々はそのようにして、自分を理解し、自己イメージを強め（回想の中であったとしても）、関係性を改善・修復あるいは再構築し、トラウマによる悪影響を減らし、人生の意味を発見・構築し、表現するのである。

　今日では、「秘密」を共有することが心理的・身体的な症状を軽減するということが広く信じられている（特に西洋において）。たとえば、ペネベーカーはアメリカ人学生を対象にした多くの研究により、日々簡単な日記を書くことでさえ病院へ行く回数を減らす効果があるということを実験的に明らかにした[10]。このように、自分たちのライフストーリーを共有することの実践は、精神的だけでなく、身体的にも影響があると言える。

---

10) Pennebaker, J. W. (1997a) The healing power of expressing emotions. NY：Guilford.
Pennebaker, J. W. (1997 b) Writing about emotional experiences as a therapeutic process. Psychological Science, 8 (3), 162-166.
Pennebaker, J. W. and Seagal, J. D. (1999) Forming a story: the health benefits of narrative. Journal of Clinical Psychology, 55 (10), 1243-1254.

170 第3部 東日本大震災の「語り」に基づく苦労体験学の構築

最後に、ナラティブ分析において、もし語りのテキストに上記で述べたようなテーマが現れたら、そのテーマを取り出して深く研究するだろう。同様に、前述のPTGに関するテーマも、ライフストーリーを研究することで探求できるかもしれない。例えば、自分自身・他人・社会・自然・価値などについての意見をその人の語り（物語り）から集めることもできるだろう。

5-3 心的外傷後成長（PTG）研究におけるナラティブ・アプローチの意義

PTGに話を戻すと、そこでの一番重要な問いはPTGのプロセスをどのように促進するかである。

個人のレジリエンスは、子ども時代の適切な子育てや、自分を取り巻く世界への信頼感から生まれるだろうし、そうしたものの結果と言えるかもしれない。またそれだけでなく、レジリエンスはその人の人生経験の蓄積にも由来している。学者や臨床家である我々は、その点にはほとんど影響を与えることはできない。我々はまた、災害が起こった瞬間にも全く影響力を持つことはできない。

しかしながら、ひとたび大災害が起こってしまうと、身体的な援助に加えて、3つの心理─社会的な要素によって、PTSDよりPTGを強めることができると考えられる。その3つとは、社会支援システム：一人で取り残されないようにすること、ナラティブ支援システム：体験を共有できる共感的な聴き手をもつこと、役割変化：「被害者」から「サバイバー」そして「援助者」に変わること、の3点である。ここでは、論文のタイトルにしたがって、上記2点目のナラティブ支援システムに焦点をあてる。

ナラティブ支援システム

人々は、単に出来事に反応するだけでなく出来事の解釈にも反応する。そうした解釈こそが、物語りの本質である。ある研究によると、大災害から生き残った人々の約50%は、自らの状況の中から少なくとも1つは、プラスの

意味での人生の変化や、自分のためになったことの報告をするという。そうしたポジティブな「便益」（benefit）は、一度自身や他人に向けて語られると、自分の一部となって安定し、強さや深さを得る。これこそ物語りがなし得ることである。

　我々は、これまでの世界中での経験から、トラウマ的出来事を生き延びた人が自らの物語りを語ったり書いたりして、自らの「声」を他の人々と共有する機会を得られるようにすることで、PTGを促進できると信じている。

　「物語り」は、語り、文書、散文、詩、ドラマ、美術作品、ときには踊りなど、様々な形で表現されるものを含む。個人の聞き手や聴衆に向けて、あるいは集団に向けてであるとさらに良いが、物語りを語る（あるいは外に出す）ことがよい効果をもつのには、以下の理由がある。

a.　ライフストーリーは、トラウマ前・トラウマ中・トラウマ後の各段階の間に連続性を生み出し／修復する。そして「私は自分に起こったことに関わらず、同じ人間である」ということを示してくれる。それにより、過去と現在との間の関係の感覚が壊れたり、実際に崩壊したりするのを防いでくれる。

b.　ライフストーリーは起こったことの意味を見出す助けとなってくれる。

c.　ライフストーリーは、失ったものを悲しみ、亡くなった人やコミュニティを記念し、記憶に残す機会を与えてくれる。

　こうしたことの多くは、普段の社会的な相互作用や談話（discourse）で自然に起こっている。

　しかし悲劇的な災害のあとのインタビュー（あるいは臨床のセッション）でうまくいったものは、多くの場合、トラウマ経験者の物語りによく現れる以下の3種類のメッセージを強化している。

a.　力：私には力があり、自分が思っているほど無力ではない。

172　第3部　東日本大震災の「語り」に基づく苦労体験学の構築

b.　支援：人々はお互いに助け合う。私は助けを受け入れる準備ができていて、他人に頼ることができる。同時に自分も支援者になれる。そしてそれによって私の苦悩は軽減されるだろう。

c.　意味：災害は私の人生に新しい道を開いただろうか？　人生哲学・価値の仕組み・宗教・スピリチュアリティなどに関する結論など。

　これらは、前に述べたPTGの3つの領域である、力・関係性・世界観に直接関係している。こうした言葉は、一度声に出されると、完全に意識的なものになり、回復への道が開かれる。目撃者であり聞き手である我々はそうした語りを可能にする安全な空間を提供し、語りにそうしたテーマが現れてきたら、それを強調し、増幅していくことが大事である。

　中には、これらをリサーチインタビューではなく、セラピーであると主張する人もいるかもしれないが、非常時の場合は「支援」と「研究」を無理矢理区別すべきではないと考える。

　似たようなプロセスは、災害後に起こる認知・感情・行動パターンの相互交流について論じたマイケンバウムの論文[11]でも主張されている。彼の主張は次のように要約される。

　1．人間は元来、物語りを語り、説明を生み出す存在だが、トラウマ経験の後で特にそうである。

　2．語られる物語りの種類が、その人の苦悩（distress）のレベルとレジリエンスの強さを決める。物語りは苦悩と適応の媒介者となる。

　3．「ネガティブ」思考はPTSDを招く。治癒というのは「ネガティブでない」思考に関係している。

　4．PTGを促進するために個人や集団は様々な方法を使うだろう。スピ

---

11) Meichenbaum, D.（2006）Resilience and posttraumatic growth：A constructive narrative perspective. In：Calhoun L. G and Tedeschi R. G.（Eds.）Handbook of posttraumatic growth-Research and practice. New Jersey：Erlbaum, 355-367.

第5章 心的外傷後成長（PTG）研究におけるナラティブ・アプローチ　173

リチュアルな儀式、出来事の語り直し、芸術表現、記念活動、娯楽など。これらは全て「ネガティブ思考」を避けることをねらいとしている。

5．PTGを経験するためには、個人や集団はトラウマから何を得たかを見出す努力をし、将来の方向性を確立する必要がある。物語りを語ることはそうした側面の出現を促進する。

6．これらのプロセスは、相互作用的である。自らのとるコーピング方法が、その人の物語りを生み出し、生み出された物語りがまた、その人のコーピング能力を高めたり、損なったりする。

フォアら[12]は、コーピング（あるいはセラピー）が進むにつれ、繰り返されたトラウマの物語りが徐々に変化し、それまでとは異なる、より落ち着いた、ネガティブさが減じている見方を反映した物語りへと変容することを見出した。

これまで述べてきた内容における主要なポイントは、トラウマについての物語りを語る方法が、PTGにおいて重要な役割を果たすということである。

PTGの物語りには次のような語りが含まれている。

自己：「私は結果として以前よりも賢く強くなっている」、「これから何が起ころうとそれを受け入れる準備ができている」。

他者：「この出来事により、私たちはみんな一緒になれた」、「私はせっかくの支援を受け入れるべきであると思う」。「私はもっと悪い状況にいる人たちに思いを寄せ、どのように助けられるか考える」。

意味：「私は自分の人生を選びとっている」、「私は意味があって生き残った」、「今は神様のことを知っている」、「私の物事への優先順位が変わった」。

---

12) Foa, E. B., Keane, T. M., Friedman, M. J. and Cohen, J. A. (2009) Effective treatments for PTSD：Practices guide-line. NY：Guilford.

5-4 『東北の声』の記録からの体験談

　次の事例は、NPOイスラエイドが行った、津波から生き残った人々を対象とした膨大なインタビューのうち、3つの例の紹介である。この3つは、PTGを素晴らしい形で提示してくれている。この3つのケースが、『東北の声』プロジェクトでこれまで行われた他の200のインタビューを代表するものかどうかはわからないし、本論考ではそうした分析を行うことはしない。ここに示すのは、ただそうしたケースが実際に存在すること、そして、そうしたケースを見出すことは難しくない、ということの例示である。また、彼らの物語りを伝えることは2つの貢献につながると考えている。まず話し手にとっては、自分の物語りを伝えることでポジティブな自己イメージと更なる成長を強化することである。そして聞き手にとっては、インターネットやアーカイブ、あるいは今日のような集まりなどを通じて、災害から何かを学び、便益を得ることができるというモデルを提供することである。

　最初の物語りは、31歳の石巻出身の男性であるK.T.さんの事例である。この男性は非常に過酷な喪失の中を生き延びたが、そこから信じられないような成長を体験した。以下に、彼の物語りの全てを若干の編集の上、引用したいと思う。私にとってこれはレジリエンスや成長の物語りであるだけでなく、「取り戻すこと」（redemption）の物語りでもある。まさに教科書に使いたいような事例である。

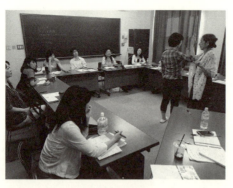

アミア・リーブリッヒ博士による、ライフストーリー・インタビューについてのワークショップをJICTERで開催

(1) 1つ目の語り　K. T.　　男性（31歳）

「がれき撤去の跡で」

　ここの蛤浜は元々9世帯しかない牡鹿半島でも1番小さい集落なんですね。本当に山と海と自然豊かで、地域の人もみんな温かくてみんな家族みたいなかんじで。で、1度空き家にはなりましたけれど、お、若いのよく戻ってきたなと。で、結婚して二人で暮らして、周りの方も凄く良くしてくださって。

　元々この浜でずっと住みたかったんですね。で、小さいときから釣りが好きだったり、海に出るのが好きだったりして、まあそれで海の勉強をしてきたんですね。1度は九州に出て、幅広く魚のことを学んできたんですけれど、また戻ってきて、地元のこの大学院に通って、浜に住むことを前提に水産高校に勤めまして、ここから車で10分くらいとすぐなので。

　震災のときは学校にいまして、生徒を避難させたり、地域の方も避難させたりしてですね。で、結局、学校は1メートルくらい浸水したんですけれども、まあウチの家は高台だったので、大丈夫かなと思っていたんですけれど。（妻は）そのときたまたま実家にいて、お腹も大きくてですね、もう妊娠9か月でしたので、あまり家から出ていなかったんですけれど、自分の実家で母親と祖父母と4人、津波で亡くなりまして。で、戻ってきたらもう浜も壊滅していたというような状況ですね。

　―（面接者）そこからどうされたんですか？―

　もう最初はてっきり浜にいるものだと思っていたんですけれど、まあいなかったので、もうひたすら探しに出て、見つかったのは、結局3週間後くらいに、遺体安置所で見つけたんですけれども。

　まあそれで一人で住むのも学校も被災していましたので、自分の生活もままならない感じでしたので。実家に戻って浜からは1年離れていましたね。

　とにかくまず自分の生活を必死になってやると。学校も仮設校舎に移ったりですね、何もない中で授業を考えなくてはならず、日々そういうことで追われていましたね。生徒も大半が被災して、親が亡くなったり、家がないっ

ていう生徒が多かったんですよね。もう、そういう生徒と一緒でした。その日その日を必死にやっている、というような状況でしたね。

　1年くらいして、少しずつ生活リズムも戻ってきて、まあ時々浜には様子見に戻ってきていたんですけれども、1年経って戻ってきたらもう避難所は解除されて、家がなくなった方は、散り散りになってしまって、残っている家はわずか3世帯しかなかったんですね。で、まあ区長さんですとか、残られている方に話を聞いて、もう本当にこの先この浜はどうなるのか、明かりもないし、草もボーボーだし、本当に寂しいね、という話を聞いてですね。

　私も本当に好きで住んでいた浜ですので、教員やりながらですけれど、何かの力になれることはないかな、と思いまして、蛤浜再生プロジェクトというのを、昨年の3月に立ち上げまして、人は住めなくなったのですが、この集落を残すために、人が集まる場所を作っていきたいな、と思ってプロジェクトを立ち上げました。

　土地も狭くてですね、まあ今の状況では人も戻って来れないんですけれども、カフェですとか、ゲストハウス、キャンプ場とかですね、海でもマリンスポーツが出来たりと、本当に浜を活かしてですね、自然の中で楽しめるものを作っていきたいな、と思いまして。

　まずは企画書を作って、でその時来られたNPO団体ですとか、大学の先生、あと役所の方に相談してですね、実行出来ないかということで、色々アドバイスを受けまして。でもなかなかお金もないですし、人もいませんでしたし、進まなくてですね、3か月くらいがそれで経ったんですけれども。それからですね、うちの家が津波は助かったんですけれども、その年の台風で、土砂崩れで隣の家がつぶれまして、家の中も泥が入ってきて庭も土砂で埋まっているというようなので、いろいろ相談していく中で、今も一緒にやってくれている仲間と出会いまして、彼らがまず泥掻きに来てくれまして、そこからこのプロジェクトがスタートしたんです、もうそれが昨年の6月です。

　その方達も全国から集まって、NPO団体に所属して、約2年間ボランティ

アをやっていたんですけれど、皆ボランティア活動が終わっても、石巻で何かがしたいと、移住して色々活動されている方達ですね。年代も私と同じくらいで20代30代の若い人たちで、本当に気持ちが熱い方達で、もう泥があるならすぐ行くよと言ってくれて、来てくれたんですね。

　まず最初は家に入っている土砂をとにかく出すと。まあそれが1か月弱で終わりまして、次は浜にある瓦礫ですとか、まだ残っているものを撤去し始めました。で、人が人を呼んでくださって、私のプロジェクトのこともお話ししながらそこに賛同していただく方がどんどん増えて、2〜3年かかるんじゃないかと思っていた瓦礫の撤去も、わずかひと夏で終わり、では次はいよいよカフェを作ろうかという話になってですね、もう資金はなかったんですけれども、自分たちで出来ることからやろうということで、廃材をいただいてきたり、漆喰を塗ったりだとか、そのときボランティアに来てくれている方に手伝っていただいて、本当に手作りでカフェを作り始めて、それまで、親父とか義理の親父なんかも資金を出してくれたりだとか、あとはもう自分の給料を使ってですね、今年の3月にカフェをオープンしました。手探りなので、全部自分たちで考えながら作っていく、というような感じですね。初め3月4月は土日営業でやってきたんですけれども、5月からは、平日も営業しておりまして、まずはカフェを軌道に乗せるために、みんなで色々頑張ってですね。

　メニューを試行錯誤したりですとか、より良いカフェにするのにはどうしたらいいかな、なんてみんなでアイディア出しながら。ここを作るにあたって、本当にたくさんの方に関わっていただきまして、もうオープン当初から1日5〜60人の方に来ていただきまして、それはやっぱり、今までつながってくださった方が、来てくださっていたんですけれど。

　まあそれから平日も開けるようになってですね、初めはお客様少なかったんですけれども、今は徐々に地元の方にも浸透してきていますね。本当に予想以上にスピードがアップしまして、初めカフェも2年くらいで、少しずつ

採算とれれば良いかなと思っていたのも、本当に今、たくさんの方に来ていただいていますし、次の展開のゲストハウスですとか、キャンプ場の方も、そちらもご協力いただける方が増えてきて、それも今着手している形ですね。

キャンプ場の方はこの夏に学生さんを中心にかなりたくさんの方がボランティアに来てくださったので、本当に山がずっと荒れていて、なかなか手入れをしてきていないので、それで土砂崩れが起こったりですとか、色々な問題があった訳ですけれども、山も色々教えていただいて、自分たちで間伐もしながら山をマンパワーできれいにして少しずつ形になってきていますね。

ゲストハウスの目的は、まずは浜に来て、浜の魅力を楽しんでもらうというのが１つなんですけれども、将来的には自然学校を考えていまして、この豊かな自然と地域の食文化とかそういうのをうまくつなげて、子供にも大人にも学べる自然学校に出来たら良いな、と思っていますね。

私が教員をやっていたこともあるんですけれど、やはり浜で育った方の知恵というのは凄くてですね、震災当初も隔離されていたんですけれども、皆さんすぐに沢水をひいて、ドラム缶でわかして、それを飲んだりですとか、釜でご飯を炊いて、磯から海藻を採ってきて、流れてきた便器を沢にセットして水洗トイレを作ったりですね。

もう本当に普通の生活を、みなさんで作り上げていって、その頃、私は街場で避難所にいたんですけれども、街場だとただくる物資を待つだけというような。本当に浜の方の生きる知恵というか、そういうものを改めて感じまして、そういうのを無くしてはいけないなと思いまして、これから色々なところでまた災害も起こるでしょうし、やっぱり人間にとって必要な知恵というか力を伝えられる場所にしていきたいな、と思っていますね。

今、残っている世帯は２世帯で、人口はわずか５人なんですけれども、このカフェが出来たことによって、８月は１か月千人以上の方がこの浜を訪れてくださっています。

―（面接者）震災から色々な大変な思いをされてきて、この浜に対する思

第5章　心的外傷後成長（PTG）研究におけるナラティブ・アプローチ　　179

いは強くなったと感じられるのですけれど、その強さってどこから来ているんですか？—

　やっぱり単純に小さい時に楽しかったとか、本当に好きだなと思える場所なので、それはこの自然だけではなくてこの土地の人だったり、そこが1番ですね。ここを失くしたくないなと。

　最初に私がこのプロジェクトを考えて、色々な方に相談していくんですけれども、本当に動き出すまでは大変だったのですが、動きだしたら本当に色々な方と出会いがあり、その方達との出会いでどんどん出来ていると。本当に1人から始めたプロジェクトが今ではそれだけ多くの方に浜に来ていただいて、10年先を目標にしていた自然学校も、プレのキャンプを来月にやったりですとか、次々と色々な方の力をお借りして出来ると。それが何よりも得たものかなと思います。

　震災のときも色々なものを奪われたんですけれども、やっぱり色々な方に助けていただいて、改めて人の繋がりと人のありがたさっていうのは本当に感じまして。特にプロジェクトを始めてからはですね、人の力でここまで出来るのだというのを感じまして、色々な方に感謝をしています。

　ここに色々な方が関わっていただいて、皆さんの得意分野でこの浜の魅力をさらに膨らませていただければ。いずれ住むところも出来てきて、そこには色々な方が移り住み、新たなコミュニティが出来上がって、まぁ震災前には戻りませんけれども、また違う形で新たな魅力がある浜が出来ていけば良いかなと思っていますね。

　残していきたいのはやっぱりこの豊かな自然と、先人の知恵ですね。それが日本の良さじゃないかなと思っていますので。それぞれの地域の魅力があるんですよね、そこの風景と、そこにいる人の魅力だと思いますので、そういうのを残していけたら良いかなと思います。

　K. T. さんの救済につながった最初の要素は、教師として仕事復帰し、生

180　第3部　東日本大震災の「語り」に基づく苦労体験学の構築

徒を支援する立場に立てたことであろう。その後、彼の話は地域コミュニティを再生するために、コミュニティのもつ環境的価値とビジネス起業を結びつけるという新しいイニシアチブに焦点が置かれている。友人・見知らぬ人であったボランティア、「瓦礫の除去後」の地域コミュニティと共に何かを「建てること」は彼の人生の強いメタファーとなった。若さも、彼のレジリエンスやPTGに貢献するリソースだったとも考えられる。

　この事例にはPTGの2つの要素をはっきり見ることができる。他人との関係性と、「海岸の知恵」といった価値のシステムである。興味深いことに、K. T. さんは自己イメージについて直接話すことはなかったし、2つのオープンに語られた変化の底にあったであろう、自身のパーソナリティ変化にも言及しなかった。これはもしかすると（日本の）文化的な特徴であるかもしれない。

(2) 2つ目の語り　K. Y.　女性（35歳前後）

「災害後、私は自分の変化に気づいた」

　K. Y. さんは以前、専業主婦で二人の子供を持ち、自分の母親の世話もしていた。災害が起きたとき、彼女は自分が母親と子供を同時に助けるという「中間的」な存在だった。

　津波から13日後、彼女は突然、生き残りの人々に向けて、生活に不可欠な情報を報道するラジオ局を始めた。彼女の個人的な語りは、PTGの3つの要素全てを含んでいる。

　K. Y. さんの個人的な変化は、彼女の個人的なニーズから始まっている。しかし、彼女はそれが他の人にも共通したニーズだということも理解していた。

　「状況についての手がかりとなる情報が得られないこと（たとえば、いつどこで飲料水を手に入れられるのかという）は本当に困ります。……このような災

害が起こったときに一番必要なのは、適切な行動をするための情報なんです」。

K. Y. さんは「ニーズの中に飛び込み」、自らのイニシアチブによって、非常に大きな変化を経験した。そして同時に、「主婦でよかった。もし主婦じゃなかったら、こんなに多くの情報を提供することもできなかったと思います」とも語っている。古典の先生だったという過去も、人々の前で話をするのに活きた。こうしたことも、ライフストーリーにおける断絶ではなく継続のあらわれである。

個人の成長とともに、社会的なプロセスへの気づきもあった。

「自分の町がとてもすばらしい場所であることに気づきました。……地域の住民も思いやりがあって、すばらしい仕事ぶりだったと思います」。彼女は、報道の仕事を始めるまでそのことに気づかなかったと言う。また、人との関係性に関しても、「私がすることで人を助けられるなら、私は最善を尽くします」と言う。

K.Y. さんは、仕事の明確な目的を持つようになり、自分の価値のシステムについても、「全てのものは一瞬でなくなる可能性がある。だから、私は最善を尽くすべき」というものに変わり、自分自身の人生の価値を自覚するようになった。「私は自分の人生には全く何もないと思っていました。……しかし今は私には人のためにできることがあります」と言っている。

彼女の自己に対する意識と将来の展望は劇的に変わった。「以前、私は自分の人生のこと、人生をどう過ごすか、次の数年どうするかについて漠然と考えていました」……「次の数年で、自分の活動を広げたいと思っています」。さらに、「私は、比較的ラッキーな方なんだって気づきました」とも語る。

(3) 3つ目の語り　M. S.　女性　（50歳前後）

「私は恐怖を共有したいと思います」

M. S. さんの語りは、アートの助けで回復した生存者の物語りである。彼

女の成長の語りは比較的抑制された内容だが、それでも災害後に彼女が達成したことは非常に印象的である。

災害の前、彼女は自分個人の人生で離別や転居という危機を経験していて、「ネガティブ思考」に陥りがちだった。彼女は「アートセラピー」によって救われ、絵を描く才能を発見した。

M．S．さんは津波をとても詳細かつ感情的な方法で語った。避難所で、人々は彼女に「最善を尽くそう」あるいは「がんばろう」と言って元気づけようとしていたが、無駄であった。「私は死というものに苦しみ、私にそれ以上何が期待されているのかわかりませんでした」。

しかし、あるとき友達が彼女に紙と鉛筆を持ってきたので、彼女は再び絵を描き始めた。彼女の「祈り」と名づけられた絵は奇跡と言ってもいい効果をもたらした。この絵は「恐怖から私を救ってくれた！」と彼女は語る。何人かのボランティアがその絵を気に入って、避難所の壁にかけることを提案した。そこから驚くような展開が起こった。絵はポストカードになり何枚も売れた。その流れで、M．S．さんはブログを始めた。（絵を描いたり、文章を書いたりすることは彼女にとっての良いストレス解消であり続けた。）さらに彼女は、災害について絵本を出版し、現在は2冊目を製作中である。彼女の本には、「災害がどれほど酷いものであったかということや、放射能が海の生物や漁師にとってどれほど危険なものであったかについて伝える」という使命がある。彼女は「原子力発電の恐怖を共有していきたいと思います」と語る。

ここでも、我々はPTGの3つの要素である力と関係性と世界観を見ることができる。彼女の自尊心の深い変化と、自らの芸術性やビジネスの才能に対する理解、コミュニティや彼女をサポートしてくれた友人への感謝、そして人生の価値やミッションに対する感謝、そこには原子力発電に関する情報を広め、原子力発電所を廃止するという未来の計画も含まれている。

この3人の話し手の、津波自体についての話し方を分析すると興味深い。

第5章　心的外傷後成長（PTG）研究におけるナラティブ・アプローチ　　183

個人的喪失で苦しんだ一人目の語りは、とても短くかつ冷静で客観的だった。二人目は津波について、まるで映画のワンシーンを語るかのように詳細に語ったが、彼女の個人的な関わりは薄かった。一方クリエイティブアートに積極的に関わっている3人目だけが、自分が体験した恐怖の日々や、自分の弱さ、絶望に直接的に向き合い、彼女だけが災害そのものについて感情的でドラマチックで主観的な描写をしていた。それはもしかしたら彼女が以前にセラピーを受けていたからなのかもしれない。さらに、私は彼女の人生は他の二人のほど大きな変化が見られなかったからかもしれない、とも考えている。

　こうした比較について色々考えをめぐらせるのも興味深いが、自分に起こった悲劇の語り方や、現在の見方から過去を構築する方法の個人的な違いについて、ここでさらに入り込むことはできない。しかし、マイケンバウム[13]に従い、語りの側面がPTGにどう関わるのか、あるいは関わらないのかさらに考えてみるのもいいかもしれない。

5-5　結論および実践のための提案

　この論文では、PTGは伝説のような特別なものではなく、自分の話を共有したいと思っている誠実な人々すべてに存在しうることを示した。物語りを語ることは回復を強化し、物語りが共有された人全員を力づける。だからこそ、人々のライフストーリーを収集し保存するというミッションはとても普遍的で高い価値がある。様々な形や技術で語り、共有し、聞くことを実践することは、心理的な健康を完全に保証するには足りないかもしれないが、色々な形でトラウマを体験し、乗り越えた人を力づけるための重要なツールである。

---

13)Meichenbaum, D. (2006) Resilience and posttraumatic growth：A constructive narrative perspective. In：Calhoun L.G and Tedeschi R. G. (Eds.) Handbook of posttraumatic growth-Research and practice. New Jersey：Erlbaum, 355-367.

184　第3部　東日本大震災の「語り」に基づく苦労体験学の構築

レジリエンスやその重要性や様々な形のトラウマの後のPTGに関する研究は最近激増してきている。ダン・マクアダムスら[14]は、自身の多くの研究で、人生の物語すなわちナラティブを「取り戻すこと」（redemption）と「損なうこと」（contamination）の両方があるとしている。ある人にとって、あるとき、人生について語ることは「取り戻すこと」かもしれない。その中で、ネガティブな出来事が未来のポジティブな展開の助走板になる。しかし、別の人にとっては、あるいは同じ人でもタイミングによっては、一度語られたポジティブな出来事や利点が、その後の人生の中で破壊されたり無駄になったりした場合、物語りを語ることは「損なうこと」にもなり得る。それは幸運や現実性の問題であるだけでなく、自らの人生をどう見て、どう語るか、すなわち（数人の学者が名づけたところの）「物語になった人生」（storied life）のつくられ方によってくる。一方、私たちの多くは、1つの特定のパターンに向かう傾向をもっているが、誰がどのカテゴリに向かいがちかを特定するのは難しい。

　最後に、ユダヤの伝統であり神秘思想であるカバラにおける2つの概念でこの論考を締めくくりたい。ユダヤ人の神秘主義は2つの相互的な過程を提案している。元の宇宙を壊滅させる「シビュラ」（災害・不幸・終末の託宣）と、その後に人間に要求する修正作業である「ティックーン・オーラム」（自己改造・自己改心）の2つである。もしかしたら、我々のトラウマも時に「損なうこと」の機会であり、またある時には「取り戻すこと」すなわち「成長」の機会であるかもしれない。　　　　　　　　　　（いとうたけひこ、山崎和佳子訳）

---

14) McAdams, D. P., Reynolds, J., Lewis, M., Patten, A. H. and Bowman, P. J. (2001) When bad things turn good and good things turn bad: Sequences of Redemption and Contamination Personality and Social Psychology Bulletin, 27, 474-485.

第6章 テキストマイニングによる被災体験学
(Disaster Experience Research)への混合研究法アプローチ
―死に関する表現と心的外傷後成長（PTG）―
いとうたけひこ

6-1 問題

(1)当事者の経験の学としての苦労体験学

　NPO法人健康と病いの語りディペックス・ジャパンの佐藤（佐久間）[1]は、オックスフォード大学のHealth Experience Instituteから構想を得て、2014年夏のシンポジウムをふまえて、「患者体験学」（Health Experience Research）の創設を展望した。また、井上[2]は、『東北の声』の映像音声記録から、被災者の中でも職業的援助者、ボランティア援助者、そのほか合計3つのカテゴリーに分けて、援助者セラピー原則に着目して、「援助体験学」（Helper Experience Research）の提案を行い、研究対象を非被災者にも広げつつある。本論文は、井上と同じく東北被災者の体験についてのナラティブを研究対象としてナラティブアプローチによる「被災体験学」（Disaster Experience Research）の構築をめざすはじめての試みである。

　ナラティブアプローチによる「患者体験学」、「援助体験学」、「被災体験学」をつらぬく共通性は何であろうか？　いとうはそれを、「苦労」であるとし、3つの体験学を総称して「苦労体験学」（Suffering Experience Research）と呼

---

1) 佐藤（佐久間）りか（2015）. 患者体験学Health Experience Researchの実践：生命予後告知のあり方を巡って〜「健康と病いの語り」のデータから　東西南北2015：和光大学総合文化研究所年報, 134-144.
2) 井上孝代（2015）. 東北被災者における援助体験学（Helper experience research）〜援助者セラピー原則（Helper therapy principle: HTP）に着目して　東西南北2015：和光大学総合文化研究所年報, 117-133.

ぶことを2014年8月28日に和光大学で開催された「語りに基づく被災体験学の講演とシンポジウム」で提案した。「苦労」という表現は、生きていく上での困難を「苦労」ととらえ、それを自分のものとして取り戻すことが重要であるとする、精神看護学におけるタイダルモデル[3]、および浦河べてるの家における精神障害者の当事者研究[4]の思想に依拠している。

Lieblich[5]は、NPOイスラエイドの『東北の声』プロジェクトによって収集されたインタビュー記録[6]のいくつかを基に心的外傷後成長研究におけるナラティブアプローチの有効性を論じた。本論文ではナラティブアプローチに加え、テキストマイニングと質的研究の組み合わせによる混合研究法によるアプローチが有効であるかどうかを、東日本大震災の被災者の体験記録を対象に検証したい。

なお、東日本大震災の被災者の物語りにおける心的外傷後成長（PTG）の存在は、これまでの量的研究では、中川・いとう[7]がPTGI-J尺度の検討を行ない、尾崎・小野寺・いとう[8]および小野寺・尾崎・いとう[9]では楽観主

---

3) Barker, P., & Buchanan-Barker, P.（2005）. The tidal model：A guide for mental health professionals. New York：Routledge.
　Barker, P., & Buchanan-Barker, P.（2007）. The tidal model: Mental health, reclamation and recovery. Unpublished manual.
　Barker, P., & Buchanan-Barker, P.（2008）. Tidal Model（http://www.tidal-model.com/）
　の3つの資料がある。なお、日本での紹介に以下の文献がある。
　●いとうたけひこ・小平朋江・穴澤海彦・井上孝代（2010）「タイダルモデルと浦河べてるの家：英国と北海道から生まれた精神障害者のためのコミュニティ的人間関係援助」『和光大学現代人間学部紀要』3, 197-207.　和光大学リポジトリで取得可能。　https://wako.repo.nii.ac.jp/?action=pages_view_main&active_action=repository_view_main_item_detail&item_id=1499&item_no=1&page_id=13&block_id=55
4) 当事者研究の文献は数多いが、コンパクトなものとして以下の書籍がある。
　●向谷地生良・浦河べてるの家（2006）『安心して絶望できる人生』日本放送出版協会
5) Lieblich, A.（いとうたけひこ・山崎和佳子訳）（2015）. 心的外傷後成長（PTG）研究におけるナラティブ・アプローチ：苦労体験学（Suffering Experience Research）に向けて　東西南北2015：和光大学総合文化研究所年報, 88-103.
6) http://voicesoftohoku.org/　の動画サイトでインタビューをいくつか公開している。なお、Lieblichと井上といとうの研究の対象者の語りの一部もここで視聴することができる（2016年3月現在）。
7) 中川拓・いとうたけひこ（2012）. 東日本大震災2か月後の大学生のトラウマ後の成長—日本語版外傷後成長尺度（PTGI-J）の因子構造の検討—日本応用心理学会第79回大会発表論文集, 100.

義との関係の検討がされてきた。また、いとう[10]は質的な方法で、被災者の語りを分析することにより、「探求の語り」がPTGにつながっていく可能性を論じている。

(2)テキストマイニングを用いた混合研究法（ミックス法）

それらの研究に加えて、混合研究法によるアプローチも重要である。西野・いとうは大学生の質問紙調査の自由記述部分[11]と子どもの作文[12]からPTGを検討した。また、Ito & Iijima[13]は小中高生徒の作文集をテキストマイニングと質的研究による混合研究法により分析して、PTGの5因子[14]の内容が有ることを確認した。またIto[15]は、同じデータを用いて、津波被害と原発被害を受けた子どもたちの作文における時間的展望への影響をテキストマイニングにより明らかにした。

『東北の声』におけるPTGの5因子の検討としては、現在、井上・いとう[16]で発表した結果をとりまとめているところである。また、同じデータを

---

8) 尾崎真奈美・小野寺哲夫・いとうたけひこ（2012）．東日本大震災におけるPTG（心的外傷後の成長）研究（1）：怒り、絶望、無力感とともにある成長　日本心理学会第76回大会論文集, 349.

9) 小野寺哲夫・尾崎真奈美・いとうたけひこ（2012）．東日本大震災におけるPTG（心的外傷後成長）に関する研究Ⅱ：セリグマンがいう楽観的帰属スタイルの人は、震災体験によるPTG（心的外傷後成長）が大きいのか？　日本心理学会第76回大会論文集, 350.

10) いとうたけひこ（2012）．東日本大震災についての語り　尾崎真奈美（編）　ポジティブ心理学再考　ナカニシヤ出版　pp.1-9.

11) 西野美佐子・いとうたけひこ（2013）．東日本震災を体験した大学生の文章のテキストマイニング：基本的自尊感情（共感的自己肯定感）と心的外傷後成長（PTG）に焦点を当てて　東北福祉大学大学院紀要, 10, 45-63.

12) 西野美佐子・いとうたけひこ（2014）．児童作文における心的外傷後成長（PTG）とレジリエンス：テキストマイニングによる居場所、時間的展望、自己肯定感の研究　日本発達心理学会第25回大会発表論文集, 423.

13) Ito, T., & Iijima, Y.(2013). Posttraumatic growth in essays by children affected by the March 11 Earthquake Disaster in Japan: A text mining Study. Journal of International Society of Life Information Science, 31, 67-72.

14) Tedeschi, R. G., & Calhoun, L. G. (1996). The Posttraumatic growth Inventory：Measuring the positive legacy of trauma. Journal of Traumatic Stress, 9, 455-471.

15) Ito, T. (2014). Effects of tsunami and nuclear disaster on children's time perspective：A text mining study of essays after the Great East Japan Earthquake Journal of International Society of Life Information Science, 32, 44-46.

188　第3部　東日本大震災の「語り」に基づく苦労体験学の構築

用いて、和光大学学生の下条照世とナラティブにおける死に関する表現について共同研究（下条は卒業論文として）をおこなっている。本論文では、ナラティブアプローチとテキストマイニングとの混合研究法によるアプローチにより、これまでに得られた知見を、下条の許可を得て報告する。なお、データ部分を中心に下条（2014）[17]として公開が予定されている。

6-2　目的

　本研究の目的は、東日本大震災の被災者のインタビューを対象にして、語りの各事例において、①死について言及しているかどうかの有無を見出し、②震災が人々にどのような影響をもたらしたかの特徴をテキストマイニングの手法を用いて明らかにすることである。

(1)分析対象

　NPO「日本イスラエイド（IsraAID）」による被災体験アーカイブ作成のための『東北の声』プロジェクトで得られた200名以上のインタビューの内、宮城県の亘理町、山元町、石巻市の3地域からの14組15人（男性8人女性7人）の面接映像を対象とした。なお、この対象は井上・いとうの論考[18]で分析されている内容と同一である。

(2)分析手順

　分析手順としては、『東北の声』プロジェクトで得られた面接映像を基に文字データに転記されテキストファイル化されたものを、Microsoft Office

---

16）井上孝代・いとうたけひこ（2014）．東日本大震災の被災者の語りの特徴〜『東北の声』における心的外傷後成長〜（Posttraumatic Growth:PTG）　第21回多文化間精神医学会学術総会

17）下条照世（2014）．『東北の声』のテキストマイニング分析: 死に関する表現の有無を手がかりにして一、2014年度 VMStudio & TMStudio 学生研究奨励賞 結果発表 のページ　http://www.msi.co.jp/tmstudio/stu14result.html （2016年6月27日取得）

18）井上孝代・いとうたけひこ（2014）．東日本大震災の被災者の語りの特徴〜『東北の声』における心的外傷後成長〜（Posttraumatic Growth:PTG）　第21回多文化間精神医学会学術総会

Excelにより、テキストマイニング用にCSV（タブ区切り）データを作成して
Text Mining Studio5.0に読み込ませた。

　テキストマイニングによる分析は（1）基本情報（2）単語頻度解析（3）係り受
け頻度解析（4）特徴語分析　（5）原文における「死」についての語りの分析の順
に行った。

6-3　結果

(1)基本統計量

　14事例から得られたテキストの基本的な情報では、1事例あたりの文字数
は3606.8であり、総文数は1927文で1文当たりの文字数は26.2であった。ま
た、内容語の延べ単語数は20647であり、単語種別数は4673であった。タイ
プ・トークン比（単語種別数÷延べ単語数）は、0.226であった。

(2)単語頻度解析

　単語頻度解析とは、テキストに出現する単語の出現回数をカウントするこ
とによる分析である。ここから、『東北の声』における特有の表現（に登場し
た単語）を明らかにできる。

　①名詞

　「それ」という単語は「私」という単語と比べ、死について言及無しの人
たちの方が頻度が低かった。「私」と言う単語は死について言及無しの人た
ちの単語頻度が最も高かった。次に、「人」の単語は「それ」よりも死につ
いて言及無しの人たちに多くみられた（図1）。

　②動詞

　「いる」という単語は「来る」という単語と比べ、死について言及無しの
人たちに僅かに多くみられることが読み取れる。「やる」と言う単語は「行く」
という単語と単語頻度が僅差であることがみられた。次に、「作る」の単語
は死について言及無しの人たちが一番少なくみられた（図2）。

190　第3部　東日本大震災の「語り」に基づく苦労体験学の構築

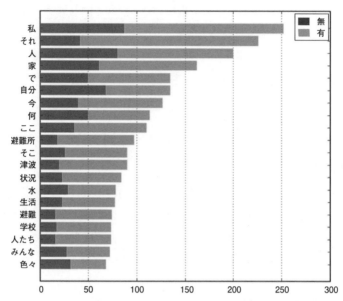

図1　死について言及している有無（名詞）単語頻度解析（上位20単語）

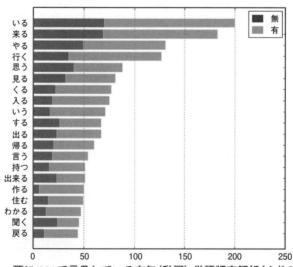

図2　死について言及している有無（動詞）単語頻度解析（上位20単語）

第6章 テキストマイニングによる被災体験学（Disaster Experience Research）への混合研究法アプローチ　191

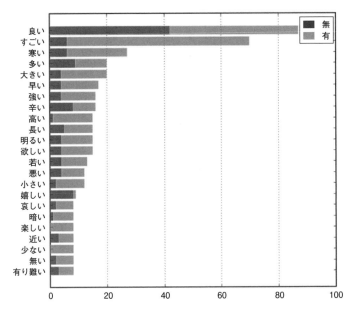

図3　死について言及している有無（形容詞）単語頻度解析（上位23単語）

③形容詞

　全データでは図3は上位23の単語を横棒グラフで表したものである。1番目にある「良い」が（死生観有り45）（死生観無し42）『東北の声』のキーワードで、最も多く出現し、それに次いで「すごい」（死生観有り64）（死生観無し6）、そして「寒い」（死生観有り21）（死生観無し6）と続いていた。「有り難い」（死生観有り5）（死生観無し3）という単語も上位23以内に入ったことから、震災が起こった中でも感謝の気持ちを持てていたということが読み取れる。

　「すごい」という単語は「良い」という単語と比べ、死について言及有りの人たちの方が圧倒的に単語頻度が高いとあった。「良い」と言う単語も死について言及有りの人たちの方が単語頻度が高いとあったが割合としては「すごい」の単語に比べ、死について言及有無の極端な差は見られなかった。

192　第3部　東日本大震災の「語り」に基づく苦労体験学の構築

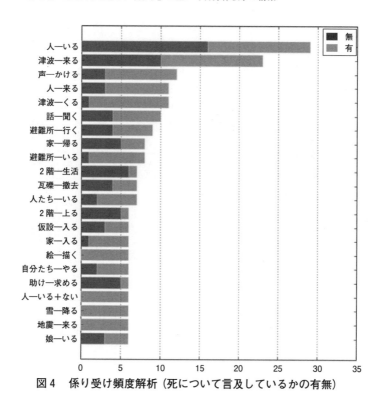

図4　係り受け頻度解析（死について言及しているかの有無）

(3)係り受け頻度解析

　係り受け頻度解析とは、テキストに出現する係り受け表現の出現回数をカウントすることによる分析である。図4は単語の中で、どの単語との係り受けが多いのかを係り受け頻度分析を行い、横棒グラフにして死生観の有無を表したものである。横軸の数値は係り受け関係にある単語の出現項数を表している。

　1番目にある「人─いる」が最も多く、（死生観有り 13）（死生観無し 16）（以下略）の計（29）回であった。次に、「津波─来る」（有13）（無10）計（23）、「声─かける」（有9）（無3）計（12）、「人─来る」（有8）（無3）計（11）、「津波

一くる」（有10）（無1）計（11）、「話―聞く」（有6）（無4）計（10）、「避難所
―行く」（有5）（無4）計（9）、「家―帰る」（有3）（無5）計（8）、「避難所
―いる」（有7）（無1）計（8）、「2階―生活」（有1）（無6）計（7）、「瓦礫
―撤去」（有3）（無4）計（7）、「人たち―いる」（有5）（無2）計（7）、「2
階―上る」（有1）（無5）計（6）、「仮設―入る」（有3）（無3）計（6）、「家
―入る」（有5）（無1）計（6）、「絵―描く」（有6）（無0）計（6）、「自分た
ち―やる」（有4）（無2）計（6）、「助け―求める」（有1）（無5）計（6）、「人
―いる＋ない」（有6）（無0）計（6）、「雪―降る」（有6）（無0）計（6）、「地
震―来る」（有6）（無0）計（6）、「娘―いる」（有3）（無3）計（6）といっ
た係り受け表現が見られた。

(4) 原文における「死」についての語り

　14組中10人に死についての語りがあることを、テキストマイニングソフト
の原文参照機能も使って見出し、それぞれの内容を検討した。以下にまず、
該当部分を抜粋する。

1．S. M. さん（アートの持つ力）

　2度目の津波が来るとわかった際に、「死ぬとしても自分だけだ、私が死
んでも夫が残れば大丈夫だな、両方死んだら可愛そうだけど夫は大丈夫だ
な」という気持ちがあった。外にでると「頑張れ宮城！」というばかりで「私
は生きているだけで頑張っているのに、これ以上何を頑張ればいいの……」
という気持ち。避難所にいるときは「しんどいです、3人行方不明で二人亡
くなって」という話を聞いても涙も出ないし、私はこんなに冷たい人間だっ
たのかなって、そんなふうに思っていたりしていたが、絵本制作のため訪れ
た荒浜で被災者の話を聞いた際、とても辛かった、話している途中で具合が
悪くなったり、帰ってきてから頭が痛くなったりしたため、一人に聞いたら
3日くらい休んで聞く体勢を整えてから聞きに行くなどの工夫をしていた。

今後は絵本制作などを通して震災の状況を伝えることが今、自分に出来ることであれば（やっていきたい）。それをしないと辛い。

2．I. I. さん・I. S. さん（夫妻）（うつが治って不幸中の幸い）

　自宅2階で震災にあい、津波に巻き込まれたが幸い瓦の屋根ではなく、トタンだったためバラバラにならず死なずにすんだことや、お巡りさんに津波がくると教わった10秒か15秒後には津波が家に着いていたため、その10秒、15秒の差で命が助かったことを考えると、ラッキーというか運が良かったなあと思った。6メートル、10メートルという数字がとなり町のスピーカーから聞こえてきて多分我々は助からないと思っていた。当日は救助されず、夜には雪も降り、ものすごく寒かったため多分命はないなと思っていた。本当にいろんな人が援助してくれるため日本に生まれて本当に良かったなと思った。逆に言うと楽しかった、人の優しさにはものすごく触れたと感じた。

3．C. Y. さん（家族の離散と再会）

　女房が海の方のスーパーに買い物に行っていた際、津波に遭い運転中に水が入ってきてしまった。たまたまあいていた空家の2階で一晩過ごした際に寒いし、もうだらだらだし空き家だから何もなくてたまたまプラスチックのごみ袋がありそれに足を入れて体をさすり凍えないようにした。「生きなくちゃ生きなくちゃって、死にたくない」とそればっかりで一晩過ごしてなんとかかんとか自分で朝を待った。そして自身の息子が遺体で見つかった。そのことを山形にいる母親に伝えると、夜になると86歳になる母の枕元に孫が出て眠れないんだって。霊感っていうのかな。夜の12時頃に待ち合わせをして母親をあわせに行ってそれでやっと落ち着いたっていう。

4．M. M. さん（鎮魂と復興への記録集づくり）

　もうなってしまったことはしょうがないんだから、っていうとあんたは被

災してないんだからって言われるかもしれないけれど、それはそれで仕方のないことだから、生きてる以上は前を向いて進んでいかなければなと思います。そしてみんなに生きてて欲しいし、元気になってほしいと思う。だから私もみんなと一緒に頑張りたいと思っています。

5．M. S. さん（中学校長＝避難所責任者として）

　校長として避難所を手配していたが、地域の人で周りも7〜8人亡くなった人たちもいるし、生徒も4人ほど亡くなって。4人亡くなった思いとかは友達とかはクラスメイトでいたと考えると非常に心に整理がつかなかったですかね。その後は毎日同じ生活を繰り返すことの大事さが身に染みてわかるんですよ。山元町で亡くなった約700名も、きっと亡くなった人たちも今日生活したいと思っていたはずなんですね。そういうことを考えたら私は私なりに一生懸命生きてそういう人たちの気持ちを伝えていかなければならないという役割を担っているのではないかなと思っています。ですから皆で力を合わせて山元町の復興のためにも頑張っていきたいなっていうふうに思っています。

6．T. E. さん（中学校教師　学校と地域とのつながりの再確認）

　震災は凄く悲しい出来事でした。いまだに引きずっていることですとか、いまだに夜になると思い起こすこととかはいっぱいあるんですけど、それと同じくらい、いろんな人の励ましとか、優しさとか温かい想いに触れることができたので、それがあるからこそなんか、前に進めるかなっていうふうに思えます。だから、ある想いを持ったけれども震災で絶えてしまった人生とか、想いを持った人たちの分まで頑張って行かなきゃいけないのかなっていう想いでこれからの一日一日を重ねて行きたいなっていうふうに思います。

196 第3部 東日本大震災の「語り」に基づく苦労体験学の構築

7．K. K. さん（NPO 法人蛤浜再生プロジェクト）

　身重な妻が自分の実家で母親と祖父母と4人、津波で亡くなりまして。もう最初はてっきり浜にいるものだと思っていたんですけれど、まあいなかったので、もうひたすら探しに出て、見つかったのは結局3週間後くらいに、遺体安置所でみつけたんですけれども。まあそれで一人で住むのも学校も被災していましたので、自分の生活もままならない感じでしたので。実家に戻って浜からは1年離れていましたね。生徒も大半が被災して、親が亡くなったり、家が無いっていう生徒が多かったんですよね。震災の時も色々なものを奪われたんですけれども、やっぱり色々な方に助けて頂いて、改めて人の繋がりと人の有り難さっていうのは本当に感じまして。

8．H. S. さん（コンビニと地域の復興への思い）

　今回の津波によって父が亡くなりました。1時間以上水に浸かりっぱなしだったのでうちの父はそれで低体温症で亡くなってしまいました。私の目の前で。結局逃げた物置の屋根の上から娘と妻がずっと見ているわけですよ。二人は私たち二人を見ていて、たぶんあの二人が一番辛い思いをしていると思う。目の前で祖父が死んでいくのを見ているから、最初の内は娘もうちの妻も私たちが殺したと言ってたんですよ。助けてあげられなかったって。

9．S. K. さん（父の死と母の死）

　父親がリビングのところで溺死していた。ソファーに横になって亡くなっていたっていう報告を聞いてその時はまだ「えーそうなの？ うーん。信じられない」っていう状況で、それから病気で危篤状態の母親にいうかどうかで悩み、母親に父親が亡くなったことを伝えると「えっ！」っとだけしか言わなかった。次の日の朝に母親の元へ行くと母親は亡くなっていた。思ったのは、母親は温かい病院で亡くなってよかったなって、父親は冷たいところで亡くなって、申し訳なかったなって思ったんですけど、でも他の方はまだ

第6章 テキストマイニングによる被災体験学〔Disaster Experience Research〕への混合研究法アプローチ　197

遺体がみつからない状況でとか、それに比べればうちは恵まれている方って感じました。

10．O. A. さん（消防士としての体験）

　まさかあれくらい大きな津波が来るとは思っていなかったため、自分の心に隙も実際ありました。目の前に津波が見えましたので動揺もありましたし、ここで自分の一生が終わるのかなとも思いました。わたしの義理の兄も、お父さん、お母さん、わたしの近い親戚二人も津波で行方不明という情報がすぐ入ってきましたので、当然私個人としてはその方の捜索、探しに行きたいという気持ちが当然ありますよね、しかし、仕事は地域住民のための仕事ですのでそこに行けない。個人的に義理の兄の捜索も行けない、本当に近い親戚の人を探しに行けないという無念さがたしかにありましたけれど、でも仕事柄しょうがないですよね。無事数日後に遺体で見つかったんですけども、それはよかったのかなと思いますけども、そういう時、消防としての災害に対して働くのが私たち消防の使命ですので、それはいたしかたがないことかなと割り切って仕事はしましたけれど、若干心残り、探してやりたいなという心残りはありました。

6-4　考察

(1)『東北の声』の語りにおける死の言及とPTG

　本研究では、被災者の語りにおいて、死について言及しているかどうかの有無を見出し、震災が人々にどのような影響をもたらしたかの特徴をテキストマイニングの手法を用いて明らかにすることを目的としていた。「良い」という表現は、死についての語りの有無にかかわらず出現したように、死について語っている場合でもその人に「良い」というポジティブな単語が抽出された。被災をしたとしても悪いことだけではなく、自身にとって良い方向へ向かう心的外傷後の成長があることが示唆された。

198　第3部　東日本大震災の「語り」に基づく苦労体験学の構築

　また、行方不明になった後、遺体で見つかった事に対し、遺体が見つから
ない人に比べ、恵まれているといえるといった思いやりに基づくポジティブ
な感情を感じていることが見えてきた。震災のつらい出来事を表現して肉親
や親しい人の死の持つ意味を再構成する傾向がみられた。これは、トラウマ
を乗り越えて成長する姿（PTG）を示唆する内容であった。

　人々の語りは地震で被災する前と後では命の大切さや生きることの意味に
ついて色々な人の励ましや、優しさ、温かい想いに触れることができたこと
で前に進める感情がでてきて、被災をしたことをネガティブにだけでなく、
ポジティブにも捉えられるようになった例が多かったといえよう。

(2) 援助者セラピー原則と死の語りの比較

　第7章で井上[19]は『東北の声』の語りにおける援助者セラピー原則（HTP）
について検討している。援助者セラピー原則とは、①援助する人はより自立
的になる②似た問題を抱える人の援助をすることで、距離を置いて自分の問
題を考えることができる③援助の役割を持つことにより社会的有用性の感覚
が得られるという利点がある。本研究では死の語りがあるかどうかに着目し
た。井上の分類によれば、職業的援助者の場合、死の語りを語っていたのは
6人中3人であった。ボランティア援助者に関しては、4人中3人であった。
非援助者に関しては、4人中4人であった。これらの人数割合を見てみると、
職業的援助者、ボランティア援助者、非援助者の中で非援助者の人数割合が
一番高い。これに対して職業的援助者は身近な死については語らない人も半
数近くいるということが分析できた。更に男女別で仕分けると男性8人中7
人、女性7人中3人が死について語っている。女性のほうが死について語る
ことが少ない傾向にあると言える。

---

19)初出は井上孝代（2015）．東北被災者における援助体験学（Helper experience research）～援助
　者セラピー原則（Helper therapy principle：HTP）に着目して　東西南北 2015：和光大学総合
　文化研究所年報, 117-133.

第6章　テキストマイニングによる被災体験学（Disaster Experience Research）への混合研究法アプローチ　199

　職業的援助者は自分の責務を全うすることにより、自己効力感が高まるという傾向も見られた。ボランティア援助者の語りでは、震災前と震災後で今まで気づけなかったことに気づくことができ、震災がきっかけで今まで関わりのなかった人とのつながりができたというケースが多く、トラウマ的な経験を超えて新しい自分の発見をおこなっている。非援助者の被災者の語りでは被災をしてものすごく大変な思いをしたけれど、人と話すことによりポジティブに考えられたり、うつ状態を克服したことや、生まれた土地であるため、これからも住み続けたいという地域につながりを求めるということが明らかになった。

（3）被災体験学の構築に向けて

　被災の体験は、一人ひとり異なっており、それぞれの独自の物語りにより、その意味も再構成される。そのような語りは、第5章でLieblich[20]も指摘しているように「語り、文書、散文、詩、ドラマ、美術作品、ときには踊り」など多様である。今回取り上げた『東北の声』はインタビューの録画であり、話し言葉の音声だけではなく、表情や仕草なども見ることができる、新しい形での「語り」である。このような記録化は、さまざまな場所で蓄積されている。フィリピンの2014年12月の季節外れの台風が来たとき、前回7000人の死者・行方不明者の教訓を活かして、死者は一桁台であったことが報道されている。人間は被災体験とその語りから教訓を学ぶことができる。そしてそれは、ネガティブな教訓の継承だけではなく、苦難の中での、人間のすばらしさを引き継いでいくことも重要な側面である。被災の記録を継承し、次の時代に新たな意味を付与していくこともアーカイブの重要な役割である。『東北の声』の参加者の人々が、研究目的での利用を快く了承してくださっ

20）初出はLieblich, A.（いとうたけひこ・山崎和佳子訳）（2015）. 心的外傷後成長（PTG）研究におけるナラティブ・アプローチ：苦労体験学（Suffering Experience Research）に向けて　東西南北2015：和光大学総合文化研究所年報, 88-103.

たおかげで、我々はさまざまなことを学び取ることができるのである。

(4)テキストマイニングを用いた混合研究法の有効性について

　本研究は、単語や共起関係を量的にカウントするテキストマイニングの手法と、語りの意味的な世界へのナラティブアプローチを統合する試みを行った。死についての言及のある場合と無い場合での表現の違いが明らかになった。また、PTGの証拠を探す際にもポジティブな内容の単語が役立つことも示唆された。単語表現の有無や、その位置を瞬時に検索できる点で、テキストマイニングは量的分析という側面だけでなく、質的分析のための検索装置としても役立つことが明らかである。このような検索機能（＝原文参照機能）は、質的分析が中心の研究の場合でも大いに有用であろうと思われる。

　テキストマイニングは、質的な資料である文字データを対象にして、量的な分析方法である（多変量解析を含む）統計的分析をおこなっていくという手法である。いとう[21]の指摘するように、質的方法とのコンビネーションはきわめて有効である。とともに、テキストマイニングの限界がある。たとえば「『水平社宣言』テキストのパラドクス」のように言外の意味を分析することが苦手である。ナラティブアプローチなど質的研究とテキストマイニングとを上手に統合することにより、より充実した被災体験学が構築されるだろう。

(5)本研究の限界と今後の課題

　15人（14組）と対象のデータが少ない制約の上で混合研究法によるアプローチを試みたが、量的分析と質的分析の統合が成功したとは言えない。しかしながら、死の表現を手がかりにしながら前向きに生きている姿や死と瀬戸際の経験をしたからこそ自ら見出した価値観と行動、すなわちPTGを明らかにすることができた。

21）いとうたけひこ（2013）. テキストマイニングの看護研究における活用. 看護研究, 46 (5), 475-484.

第7章　東北被災者における援助体験学
(Helper Experience Research)
―援助者セラピー原則 (Helper Therapy Principle：HTP) に着目して―
井上孝代

はじめに

　2011年3月11日の東日本大震災では、大型の津波が東北地方東部の沿岸地域を襲い、住宅約40万棟が崩壊し、大規模な被害が出、約3万人が死亡し、約25万人が家を失うなど関東から東北の広域に甚大な被害をもたらした。自身が被災したり、親類・知人が被災したり、東北地方の被災者の悲惨なメディア映像を連日視聴したり、頻繁に繰り返される大きな余震や放射性物質の恐怖にさらされたりなど、多くの人が直接的・間接的に高いストレス、心配、不安、無力感、絶望感、悲しみ、苦しみ、抑うつ感などの心的外傷体験を被った。これらの未曾有のトラウマ体験にさらされた地域、特に、東北から関東地方にかけては、PTSDのストレス性の疾病に罹患する人々が増加することが予測され、多くの公的・私的な被災者支援の手が差し伸べられた。その1つに国際NGO IsraAID (イスラエイド) の緊急派遣チームがある。彼らは津波発生から4日後に被災地に入り、支援物資を配布し、住宅を清掃し、子ども向けの遊び場を設け、学校を再建した。この時、心理社会的ケアやポストトラウマ治療に対して急速に拡大する需要を見出し、これに対処するために、2013年、イスラエイド (IsraAID) の日本支部として一般社団法人JISP (日本イスラエイド・サポート・プログラム) が発足された。

　JISPのプログラムである『東北の声』プロジェクト[1]は、東日本大震災及

---

1) http://voicesoftohoku.org/ の動画サイトでインタビューをいくつか公開している。本研究の対象者の語りの一部もここで視聴することができる (2016年3月現在)。

び津波の発生1年後に始まったもので、心理社会学ワーカーらが被災者のトラウマの予防、回復力の増加、対処メカニズムの基盤強化を手助けするために始められたものである。『東北の声』プロジェクトでは、経験豊かなイスラエル人スタッフや他の国々のトラウマ治療家によるトラウマ予防活動として、地元自治体やグローバル企業の日本支社の協賛のもと、仮設住宅内における文化イベントなども行われているが、主な活動は、東日本大震災を体験された方々の語りを映像に残し、貴重な史的資料として10年後、20年後の次の世代の人々のために記憶から記録へ保存していくことである。宮城県亘理町、石巻市、県外避難者など、国内6つのコミュニティでプロジェクトが進められ、現在までに200名以上のインタビューが保存され、一部Web上でも公開されている。

『東北の声』プロジェクトは、オーラルヒストリー・トラウマ研究の第一人者、ヘブライ大学名誉教授Amia Lieblich氏により提案された "Life Story Interviewing" 手法を用いたインタビューによるもので、忠実に記録された語りは、将来の災害防止の研究に役立つとともに、それ以上に話者自身の心が軽くなり、また、子どもや孫の世代に伝えていきたい、という語りに見られるように、命の尊さや意味が生み出されていくことと思われる。すなわち体験談を出来るだけ忠実に記録し、その記憶や犠牲者についての話を伝えていくことは、未来への希望にもつながると考えられる。事実を記録することによって、どのようにして大変な困難に耐えて現在に至っているかという思いを、同じ地域住民と共有するであろうし、その映像は個人の記録としてだけでなく、コミュニティ全体の財産にもなろう。

筆者はJISP[2]のメンバーとして、東日本大震災の被災者および援助者のための支援活動を行ってきたが、中井[3]が指摘しているように、援助者のメンタルヘルスへの配慮が大事であることを実感した。そこで、本研究では、被

---

2) Japan IsraAID Support Program の略。ホームページは www.jisp.org
3) 中井久夫 (2011). 『災害がほんとうに襲った時：阪神淡路大震災50日間の記録』 みすず書房

第7章 東北被災者における援助体験学（Helper Experience Research）　203

災体験アーカイブ作成のための『東北の声』プロジェクトで得られたインタ
ビューの内、宮城県の亘理町、山元町、石巻市の3地域からの、14組15人
（男8人、女7人）の面接映像のテープ起こしをして、文字データに転記した
ものを対象に、援助活動を行った人の語りに注目し、「援助者セラピー原則」
の視点から分析する。

7-1　援助者セラピー原則（援助者療法）（Helper Therapy Principle： HTP）

(1) 援助者とは

　援助とは、新明解国語辞典第4版によれば、「（じり貧状態にあったり、挫折
しかかっていたりする当事者に対して）プラス方向に向かうようにちからを貸し
てやること」と定義されている。

　近年、阪神淡路大震災、東日本大震災などの自然災害などの被災者への援
助活動にあたっては、援助者（helper）自身のメンタルヘルス面でのケアの
必要性が取り上げられるようになり、WHO版の心理的応急処置（サイコロジ
カル・ファースト・エイド：PFA, 2011）にも、「自分自身と同僚のケアについ
て」（第4章）でストレス対処法などが記載されている。

　本稿では「援助者セラピー原則」Helper Therapy Principle(HTP)の視点
から、東日本大震災における援助者の語り（『東北の声』）を基に、援助者の
援助体験の実態を検討したい。

(2) 援助者セラピー原則（援助者療法）（Helper Therapy Principle：HTP）とは

　「援助者セラピー」原則（援助者療法）は、自助グループがなぜ成功するか
という問いかけに対する説明によく用いられる[4]。Skovholt[5]は、援助を受

---

4) 井上孝代（監訳）伊藤武彦・石原静子（訳）(2006).　『コミュニティ・カウンセリング：福祉・
　教育・医療のための新しいパラダイム』　ブレーン出版　(Lewis, J. A., Lewis, M. D., Daniels, J.
　A., & D'Andrea, M. J. (2003). Community counseling: Empowerment strategies for a diverse
　society (3rd ed.).　Pacific Grove, CA：Brooks/Cole.) p.305)

204　第3部　東日本大震災の「語り」に基づく苦労体験学の構築

けることに利点はあるが、援助を与えることはそれ以上に利点がある、と述べている。また、自助グループのメンバーが他者を援助することにより、通常経験する利点を次のようにまとめている。すなわち有能な援助者は以下のような経験が得られるとしている。

　①他者の生活に影響を与えることにより、対人関係能力のレベルが上がったと感じる。

　②他者との間で、与え受けることによって平等の感覚を持つ。

　③他者を援助することにより自分も貴重な学習をする。

　④援助した人々から社会的な承認を受ける。

　Riessman[6]は、1965年に援助者セラピー原則（the helper therapy principle）という概念を打ち出した。これは単純に言えば、「人は援助をすることで最も援助を受ける」というものである。それが当事者の自助グループに代表される守秘者参加の強調や、体験的知識の特性（問題を持っていること自体が、他者の問題解決の一部となるなど）と結びつくことで、ヒューマンサービスにおける援助を再構築し、援助がより人々のニーズに合致したかたちで自己増殖し、その中で人々が「力を獲得していく」精神が増大していくプロセスを支え、推進していく力になり得るとRiessmanは考え、援助者セラピー原則を新しいヒューマンサービスのパラダイムであると位置づけた。

　また、Ganer & Riessman[7]は援助者セラピー原則（援助者療法）に関して、さらに3つの利点を指摘している。

　①援助する人はより自立的になる。

　②似た問題を抱える人の援助をすることで、距離を置いて自分の問題を考

5）Skovholt. T. M. (1974). The client as helper：A means to promote psychological growth. The Counseling Psychologist, 4 , 58-64

6）Riessman, F. (1965). The 'helper' therapy principle. Social Work, 10 (2), 27-32.

7）Gartner. A., & Riessman. F. (1984). Introduction. In A. Gartner & F. Riessman (Eds.), The self-help revolution (pp. 17-23). New York：Human Sciences Press.

第7章 東北被災者における援助体験学（Helper Experience Research） 205

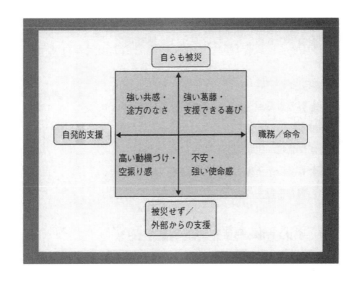

図1　援助者の立場（前田, 2011）

えることができる。
③援助の役割を持つことにより、社会的有用性の感覚が得られる。

7-2　被災と援助の体験による6分類

援助と被災の6つのタイプについて、前田[8]は、援助者の立場から考え、「援助者も被災したか」「援助活動は職務や命令か、或いは自発的か」により、援助者の立場を以下のように大きく4つに分けている（図1）。
(1) 自らも被災者であり、援助活動は職務である。
(2) 自らも被災者であり、自発的に援助を行っている。

---
8) 前田潤（2011）.「援助者の心理状態とその特徴」 黒田裕子・酒井明子（編）『ナーシング・グラフィカ　EX5　災害看護』メディカ出版.(pp.93-101)

（3）外部からの自発的援助である。

（4）外部からの職務・命令によっての援助である。

上記の4分類をもとに非援助者を加え、東日本大震災の被災と援助の体験による分類は以下の6分類に分け、心理について述べてみる。

(1) 自らも被災者であり、職務（教師、医師など）として援助活動をやっている人 (professional helper/sufferer)

援助者自身も被災によってショックを受ける。家族の安否に不安を抱きながら職務を遂行する。家族や近親者の安否がわからない場合は、特に大きな葛藤を経験することになる。一方、職務として地元の被災者を援助できる立場であることにより充実感を抱くこともありえよう。

(2) 自らも被災者であり、自発的援助活動を行っている人 (voluntary helper/ sufferer)

自らも被災者であることから、被災者に対して強い共感をもって活動できるといえる。ただ、東日本大震災などのように未曾有の大規模な災害の場合などでは、その被害のあまりの大きさや被災者の多さに圧倒されてしまい、まずは何から始めたらよいかがわからず途方に暮れてしまうことも少なくない。自発的な気持ちから積極的に活動を始めるものの、やがて疲労感や不全感・無力感などを経験することもある。

(3) 被災者であり、援助活動を行っていない人 (non-helper/sufferer)

被災体験の大きさにショックや戸惑いなどで援助活動まで気が回らない人も多いかもしれない。被災者の語りを分析すると、援助されることへの感謝を述べることが多いが自分自身では被災体験者としての立場からなかなか一歩先に踏み出せない状態であるようである。

(4) 外部からの自発的援助者 (voluntary helper/non-sufferer)

援助活動に高い動機づけや意欲をもち、被災者の役に立ちたいという止むにやまない強い気持から活動を行う。現地では外部からでは想像できないほどの被害の甚大さに触れることもあり心理的衝撃を受けたり、罪悪感に似た

第7章　東北被災者における援助体験学（Helper Experience Research）　207

感情も抱くことがある。一方では被災者から感謝の気持を示されることで勇気づけられたり、逆に手応えが感じられずに落ち込むなどの複雑な心理状況を経験することも少なくない。

(5)外部からの職務・命令による援助者（professional helper/ non-sufferer）

　外部から職務や命令で被災地に入る場合は、情報量が大事である。被災地についての情報が不十分だったり、命令系統の不備などから、意欲はあっても職務責任を全うしづらい場合もある。また、被災地での援助活動の経験がない場合などは、戸惑いや不安感を感じることがよくある。留守家族への心配、あるいは日常業務を他の人に任せることに心苦しさを覚えたりもする。

(6)外部者で援助を行っていない人（non-helper/ non-sufferer）

　直接的被災者ではなく、援助も行っていない人である。

7-3　『東北の声─Voices of Tohoku』（一般社団法人JISP）における被災者の6つのタイプ

　『東北の声─Voices of Tohoku』は、東日本大震災の被災者の語りを、専門家が研修を受けた地元ボランティアと共に映像に残し、貴重な史的資料として保存する一般社団法人JISPのプロジェクトである。チームは口述歴史記録の専門家により内容が構成され、体験談を出来るだけ忠実に記録し、その記憶や犠牲者についての話を伝えるようにしている。事実を記録することによって、どのようにして大変な困難に耐えて現在に至っているかという思いを、同じ地域住民と共有することを可能にし、このことにより、コミュニティの未来への希望にもつながると考えられる。

　本研究においては、武蔵野美術大学のボランティアチームayatoriが翻訳・作成した私家版の書籍[9]に記録されているもの（公表承諾書あり）のうちの14

---

9)武蔵野美術大学ayatori（編）（2014）.『東北の声：Voices of Tohoku』一般社団法人JISP発行の書籍は私家版であり、入手困難である。今回のデータはayatori および一般社団法人JISPの利用許可を得てある。

208 　第3部　東日本大震災の「語り」に基づく苦労体験学の構築

表1　14組の援助活動による分類

(1) 被災者であり、職務（教師、医師など）として援助活動を行っている。						
ID	氏名	性別	市町村	津波被害	原発被害	備考
③	K. Y.	女	亘理町	有	無	児童館職、ワークショップ体験、子育て支援
⑤	K. T.	女	石巻市	有	無	地域に貢献する保護司として
⑧	W. S.	男	山元町	有	無	中学校校長＝避難所責任者として
⑨	T. E.	男	石巻市	有	無	中学校教師、学校と地域の繋がりの再確認
⑬	O. A.	男	亘理町	有	無	消防士としての体験
⑭	W. M.	男	亘理町	有	無	神主としての体験
(2) 自らも被災者であり、自発的援助を行っている						
ID	氏名	性別	市町村	津波被害	原発被害	備考
①	S. M.	女	亘理町	有	有	アートの持つ力
②	Y. K.	女	亘理町	有	無	町のためのラジオ放送局の活動と意義
⑦	M. M.	女	山元町	有	無	鎮魂と復興への記録集づくり
⑩	K. K.	男	石巻市	有	無	NPO法人蛤浜再生プロジェクト
(3) 被災者であり、援助活動を行っていない						
ID	氏名	性別	市町村	津波被害	原発被害	備考
④	I.I & S.	男女	山元町	有	無	うつが治って不幸中の幸い
⑥	C. Y.	男	山元町	有	無	家族の離別と再会
⑪	H. S.	男	山元町	有	無	コンビニと地域の復興への思い
⑫	S. K.	女	石巻市	有	無	父の死と母の死

組を対象として分析したところ、(1)（被災者＋職務）6名、(2)（被災者＋自発
的援助）4名、(3)（被災者＋援助無）4組であった。全員が被災者なので (4)
～(6) はいなかった。(4)～(6)のデータについては今後、石巻市の34事例で
分析を予定している。

7-4　方法

　援助者セラピー原則としての援助をすることによる利点を以下の3点にま
とめた。

(1) 自己肯定感・自己効力感

①他者の生活に影響を与えることにより、対人関係能力のレベルが上がったと感じる。

②援助の役割を持つことにより、社会的有用性の感覚が得られる。

(2) 他者とのつながりとコミュニティ感覚

③他者を援助することにより自分も貴重な学習をする。援助した人々から社会的な承認を受ける。

④他者との間で、与え受けることによって平等の感覚を持つ。

(3) 人生の意味

⑤援助する人はより自立的になる。

⑥似た問題を抱える人の援助をすることで、距離を置いて自分の問題を考えることができる。

　分析にあたっては、(1)自己肯定感・自己効力感、(2)他者とのつながりとコミュニティ感覚、(3)人生の意味、をふまえ、3群15人（14組）の各人の語りにおいて読み込んだ。

7-5　結果

1) 職業的援助者の語りに見られた援助者セラピー原則（HTP）

　職業的に援助活動を行った人は、③K. Y.さん（児童館職員）、⑤K. T.さん（保護司）、⑧W. S.さん（中学校校長）、⑨T. E.さん（中学校教師）、⑬O. A.さん（消防士）、⑭W. M.さん（神主）で、その語りのうちHTPに関連した内容は以下である。

③K. Y.さん（児童館職員）の場合

●「実際に自分の気持ちはこうなんだよ、と伝えることで気持ちが楽になる、ということがわかった。自分の思いが分からないこと、自分がかかえている

ことが周りの人に影響するとあまり考えてこなかった。伝えれば自分も相手も気持ち的に楽になったのかなとなんとなく分かった」

【自己効力感】、【自己肯定感】

⑤K.T.さん（保護司）の場合

●私が色々やってきたことが、こういうふうになって欲しいんだなっていうような対象者としても良かったなという気持ちで後になって私考えてよかったな、自分に何かプレゼントしなきゃなっていう気持ちになったり、そういうようなことで助けられたりしています。　　　　　【達成感】、【自己効力感】

●そのようなことで、本当に私は繋がり、繋がったというふうな私どももどこかで何かあればこの手を差し伸べたい、手を貸してあげたいという気持ちになりますね。私も、孫にも私はこれは言い聞かせております。どこでも自分の手が大切なんだよ、手を貸してあげることというのは、みんなみんな必要なんだよ、ということで私はこの繋がりと手が本当に良かったなと思っております。この色々な面で、お勉強になりましたし、悲しい思いもしましたし、恐ろしい思いもしました。でも人生の中でこういうこともあるんだなというふうな楽しみと苦しみと悲しみとを１度に味わったようなそういうような２年数か月でした。　　　【自己効力感】、【他者とのつながり】、【将来展望】

⑧W. S.さん（中学校校長）の場合

●今後も山元町がこういうふうになっていたんだということを、後世に伝えるためにも、それから忘れ去られたくないということもあったので、いろいろなところで体験したことをお話しする機会を設けてもらっています。私の出来ることは全国に、全世界に体験を発信していくことだろうと思っております。それで、山元町が少しでも変われば良いなと思ってやり続けております。東北、広島、宮崎、愛媛、外国の方ではイタリアとか、アメリカ大使館とかに行かせてもらって、お話しさせていただきました。避難所の動かし方

第7章　東北被災者における援助体験学（Helper Experience Research）　　211

であるとか、意識、それから子ども達の発想、今まで築いてきた思いやりとか、絆とか、それを大事にしてきた、それが育った、津波以降もっと教訓になったとおもうのでそのすばらしさを伝えていきたいと思っています。ぜひ私も山元町になるかはわかりませんが、家を建てて、皆でまた楽しい幸福な家庭を築きたいと思っておりました。

【自己肯定感】、【自己効力感】、【絆】、【将来の希望】

⑨T. E.さん（中学校教師）の場合

●その仕分けの時なんかも、ここに避難してる方々がお手伝いしてくれたりして、不思議な人間関係がそこに生まれてきたんですね。だからこの避難所を経営してる側と避難してる側っていう絶対的な距離感ってのが、各避難所ではあったみたいなんですけど、それがなくなって、一緒になって動いていったっていうのが、後半あったわけですから、いまだに避難所の方々と学校職員が交流を持つっていう場面があるので、それがちょっとすごいなっていう部分ですね。　　　　　　　　　　　　　　　　　　　　　　　　　　【絆】

●すごく悲しいできことでした。いまだに引きずってることですとか、いまだに夜になると思い起こすことはいっぱいあるんですけども、それと同じくらい、いろんな人の励ましとか、優しさとか温かい想いに触れることが出来たので、それがあるからこそなんか、前に進めるかなっていうふうに思えます。だから、ある想いを持ったけれども震災で絶えてしまった人生とか、想いを持った人たちの分まで頑張って行かなきゃいけないのかなっていう想いでこれからの一日一日を重ねて行きたいなっていうふうに思います。

【絆】、【自己肯定感】、【将来展望・希望】

⑬O. A.さん（消防士）の場合

●震災後反省点として自分に出来る限り体力を現場で発揮できるように当然、職場でも家にかえってもちょっと体力錬成をするようになって、すこしでも

212　第3部　東日本大震災の「語り」に基づく苦労体験学の構築

地域住民のためになろうかなという反省で体力をつけるようにしております。
【つながり】、【自己効力感】

●現場活動をして良かったっていう実感としてなにが良かったというのはい
まいち実感はないのですが、自分の力がそれなりに発揮できたのかな、ちか
らのなさを感じながらもというところがありました。よかった点というのは
今ないですね。ちょっと今の時点では思い浮かばないですね。　【充実感】

⑭W. M.さん（神主）の場合

●そうですね、神事、とくに大きな神事、祭り関係、春祭りとか。あるいは、
今日は1月の9日で、正月行事、大きな祭典があります。元旦祭とか、そう
いう大きな神事をやり遂げたときに達成感というんでしょうかね、これは神
職だけではないと思います。すべての職に携わってる人、自分が中心になっ
てやり終えたときの達成感、そして氏子のみなさんの表情、安らいだ表情、
そのことを目の当たりにしたとき、やっぱりこの職でよかったのかなと、こ
の思いを強くしているところであります。

【自己肯定感】、【充実感】、【達成感】、【つながり】

2) ボランティア援助者の語りに見られた援助者セラピー原則 （HTP）

　自らも被災者であり、自発的援助を行っている①S. M.さん、②Y. K.さん、
⑦M. M.さん、⑩K. K.さんのHTPに関連した内容は以下の通りである。

①S. M.さんの場合

●ボランティアに来ていた方が私の絵を写真撮っていいですかって携帯で写
真撮ってくれたり、感動してくれたりで何枚か描き続けていたんですけど、
「祈り」っていう絵を最初に描いてそれを見た時に「あぁ、私まだ大丈夫なん
だ」って思えたんですね。もしかしたらもう描けないかもしれないって思っ
てたから。感動してくださるのが嬉しくて、「差し上げます」って言ったんで

第7章　東北被災者における援助体験学（Helper Experience Research）　213

す。そしたら「この絵を私が貰ったら、この絵を見るのが私だけになる。この絵を他の人にももっと見せて欲しい」って言われて、気持ちが熱くなって「描き続けます」って。　　　　　　　　　　　　　　　【つながり、伝える】

●「私にはそんなの出来ないって思ったんですけど、友達と話している内にやってみようかなっていう気持ちになって、文章と絵を書いて送ったんですね。長命ケ丘小学校の児童館で11月の16日かな、読み聞かせしたんです。子供たちも静かに熱心に聞いてくれて。友人が「これインターネットで配信してもっと多くの人に読んでもらえるようにやってみない？」って。インターネット出来ないんで無理、と思っていたんですけど、また話をしているうちにやってみようと思えてきて。　　　　　　　【つながり、自己効力感】

●私は夫も私自身もなんでもなかった、でもここに住んでる方は家族を亡くされた方が大勢いるので、こういう形で伝えることが、今自分に出来る事であれば（やっていきたい）。それをしないととても辛い。

【つながり、自己肯定感】

●多くの方に原発の恐ろしさを知ってもらいたい。原発のない世の中になれば良いと思う。政府は原発を再稼働させようとしていますけど、今のことだけじゃなく将来、未来のことを考えればやっぱり原発を無くしてほしいなって。本当に悲しいです。　　　　　　　　　　　　　　　　　【将来展望】

②Y.K.さんの場合

●放送していて、他の町から支援していただけるのも大きな成果でしたけれども、町の中の人がこんなにこんなに心のあたたかい、そして素敵な仕事をしているというのが初めて分かったんです。放送するまでは知りませんでした。　　　　　　　　　　　　　　　　　　【つながり、自己効力感】

●そういう人の声を、なにかメールでもらった時に、私達がラジオで伝えれば、ああ、私だけじゃない、同じようにつらい人がいるんだ、って分かりますよね。そしたら、その聞いていた誰かたった一人の人が、メールをくれる

214 第3部 東日本大震災の「語り」に基づく苦労体験学の構築

かもしれない。そんな風にして、この放送局が、町の中の１つの広場になったらいいな、と思っているんです。　　　　　　　　　【絆・つながり】

●私の人生で人のため、してあげられることがあるんだったら、たくさんの人が、自分よりもっと大変な人がいるから、と口にしているのを目の前で見ることが出来たからだなって思います。いまはこのFMの仕事が毎日あるのでそこでベストを尽くそうと思ってます。けれども、今後自分の人生がもっと経ってから、みんなに伝えていけることが出来たら、もっと積極的に伝える活動をしていきたいと思います。　　　　　　　【充実感、将来展望・希望】

●ですから震災前ずっと主婦をしていて、10年間子育てをしていたということが放送に活かせて、本当に良かったと思っています。

　　　　　　　　　　　　　　　　　　　　【自己肯定感、自己効力感】

⑦M. M.さんの場合

●そのときにみんなそれぞれ喋ったの。そうしたらやっぱりこれは残さなきゃ駄目だってことになりました。でも、流された人たちは鉛筆も紙も何もないので、何もないところから生んでもしょうがないな、じゃあとにかく喋ってもらって、それを残しておかなければ、また来るかもしれない地震に対して、私たちの責任だね。　　　　　　　　　【つながり、自己肯定感】

●じゃあ２集はもう少し範囲を広げようと。もの言わぬ動物たちとか、文化財とか、そういうところにもちょっと目をむけなきゃとなって、という風に、ちょっと寄り添うという形で取材をしていったんです。少しずつ復興に向かっている人もいたから、そういう事も取り上げたりして、第３集は完結編というような感じで、鎮魂と復興への橋懸かりとして作りました。

　　　　　　　　　　　　　　　　　　　　【つながり、自己効力感】

●みんなに生きていて欲しいし、元気になって欲しいと思う。だから私もみんなと一緒に頑張りたいと思っています。いろんな事に今からでも挑戦したい。もう年だからやめようかななんて言うと、だめだなんて友達に言われる

第7章 東北被災者における援助体験学（Helper Experience Research）　215

から、やっぱりみんなに声かけてもらって、本当にありがたいと思う。じゃあもう少し頑張るかなって思う。　　　　　　　　　【つながり、自己効力感】

⑩K. K.さんの場合
●この先この浜はどうなるのか、明かりもないし、草もボーボーだし、本当に寂しいね、という話を聞いてですね、私も本当に好きで住んでいた浜ですので、教員やりながらですけれど、何かの力になれることはないかな、と思いまして、蛤浜再生プロジェクトというのを、昨年の3月に立ち上げまして、人は住めなくなったのですが、この集落を残すために、人が集まる場所を作っていきたいな、と思ってプロジェクトを立ち上げました。　【つながり】
●まずは浜に来て、浜の魅力を楽しんでもらうというのが1つなんですけれども、将来的には自然学校を考えていまして、この豊かな自然と地域の食文化とかそういうのをうまくつなげて、子供にも大人にも学べる自然学校に出来たら良いな、と思っていますね。　　　　　　　　【将来展望、つながり】
●残していきたいのはやっぱりこの豊かな自然と、先人の知恵ですね。それが日本の良さじゃないかなと思っていますので。それぞれの地域の魅力があるんですよね、そこの風景と、そこにいる人の魅力だと思いますので、そういうのを残していけたら良いかなと思います。　　　　　　　【つながり】

3）非援助者の被災者の語りに見られた自助（自らの癒し）

　被災者であるが援助活動を行っていない④I. I. & S.さん（夫妻）、⑥C. Y.さん、⑪H. S.さん、⑫S. K.さんの方々の語りからは以下の点が示された。

④I. I. & S.さん（夫妻）の場合
●私、持病でリウマチがあって、震災前はすごく悪かったんです。多分うつ病になってたと思います。震災後に今度支所に避難したんですけども、その時こう皆いるんですよ。すると皆で会話をするんです。で、会話すると体が

どんどん良くなってきたんです。今はもうこんな風にペラペラと喋られるような状態になって。それが逆に不幸中の幸いかなぁと自分では思ってるんです。 【個人的な話】

●ここで生まれたもんで、他所の町には行きたくないんです。どうしてもここにいたいんです。これはもう日本に生まれて本当に良かったなと思います。っていうのは本当にいろんな人が援助してくれるんですよ。楽しい思いが一杯ありますね。ホントに楽しかったです、逆に言うと。今まで経験したことのない。だからまぁ家流されて大変だったんですけども、そういう面では逆に人の優しさにはものすごく触れた。そういう風に感じました。

【つながり】

⑥C. Y.さんの場合

●妻に一緒にくるように言ったんですけど、やっぱり自分はもう思い出したくないって。水も海も見たくないし、そのことを出来る限り思い出したくないって。ニュースなんかもあまり見れない状態ですね。でもなんとか落ち着いて生活はしてます。昔から、親に言われたのは、私はここで24代目なんだと。それでだいぶね昔からC家を守って来てるんだと小さい頃から言われたもんですから、田も畑も全部、近くにありましたよね。なかなか遠くにもいけないんで、同じ町内になんとかこれからも住んでいきたいと思ってます。やっぱり今まで、大っきな被災っていうか、そういうのに遭った事がないもんですから。なんの心の準備もないですよね、常になに不自由なく生活してたもんですから、あの当時は電話も電気もトイレに行くのも不自由する、食事も不自由する、油も入れられない。それで着の身着のままで行ったもんですから薬ももってないし、医者にいっても医者も閉まってる。やっぱり常の心構えっていうか、もう少し、危機感を持ってればなぁと今になって思います。 【個人的な話】【つながり】

第7章　東北被災者における援助体験学（Helper Experience Research）　217

⑪H. S.さんの場合

●行政側が自分で勝手に決めて、押し付けているだけですから。ですから住民がどんどん反発しちゃって、住民側が協力する気がないから復興が遅れるんですよ。結局押し付けられるだけだから。みんな最初はえ？え？っていうのが段々、なんだ？（ちょっと怒ってる感じ）っていう感じになってきますから。遅れているのは何が悪いでも、だれが悪いのでもなくて、もっとちゃんと住民と話し合いして、協力してもらおうと思わないからですよ。やっぱりちゃんと話し合いをして、住民が協力しようと思ったら、たぶん、この２倍３倍のスピードで復興していくと思います。わたしから見ていると、「出て行きたい奴は出て行け」という感じの復興なんですよね、これでは進まないと思います。新しい町を作って新しい人をよぶからいいんですよ、っていう感じなんですよ。その辺を、もっと今いる人たち、というか、もともといた人たちを、もっと大事にしてほしいです。そうとう出ていっている。もうずいぶん出ていった人が一杯いますから、その辺よろしくお願いします、町長さん。

【話し合い、つながり】

⑫S. K.さんの場合

●この辺はもうみんな支援物資というか、個人的にもっているものとかをやりとりして、買ってくると。普段はそういった付き合いはないんですけど。そういう意味では近所さんにめぐまれたなとおもいましたね。　【つながり】

7-6　考察

1) 職業的援助者の語りに見られた援助者セラピー原則（HTP）

　職業的援助者の語りにみられたHTPの項目については、③児童館職員の場合：伝えるということを通して【自己肯定感】、【自己効力感】、【絆・つながり】、【将来の展望・希望】、⑤保護司の場合：保護司のしごとを通しての【自己肯定感】、【自己効力感】、【絆】、【将来の希望】、⑧中学校校長の場合：

218 第3部 東日本大震災の「語り」に基づく苦労体験学の構築

コミュニティのキーパーソンとして支援を継続することからの【自己肯定感】、【自己効力感】、【絆】、【将来の希望】、⑨中学校教師の場合：コミュニティの交流・つながりからもたらされた【自己肯定感】、【将来展望・希望】、⑬消防士の場合：地域住民のために緊急支援・貢献するという使命感からの【充実感】、⑭神主の場合：宗教行事による地域コミュニティへの貢献からくる【自己肯定感】が認められた。

　このことは、コミュニティに根ざした職業意識からの援助活動を通して、より自己肯定感が高められ、充実感がもたされたということを示している。また一層、絆感が強まり、将来へ希望へとつながっていることが明らかにされた。

2) ボランティア援助者の語りにおける援助者セラピー原則（HTP)

　ボランティア援助者の語りに見られたHTPの項目については、①S.M.さん：【つながり】、【自己効力感】、【自己肯定感】、【将来展望】、②Y.K.さん：【つながり】、【自己効力感】、【自己肯定感】、【将来展望】、【充実感】、⑦M.M.さん：【つながり】、【自己肯定感】、⑩K.K.さん：【つながり】、【将来展望】が認められた。

　このことは、地域のつながり（語り合い）を通して、ボランティア援助者となったこと、それは「伝えたい」という意思につながり、一層のコミュニティ感覚を強めていったこと、また、将来への希望も広がったことを示唆するものである。

3) 非援助者の被災者の語りにおける自助（自らの癒し）

　被災したが、援助活動は行わなかった④I. I.&S.さん（夫妻）：病気と【つながり】、⑥C.Y.さん：個人史と【つながり】、⑪H.S.さん：話し合いと【つながり】、⑫S. K.：両親の死と【つながり】が示された。それぞれ個人的なテーマが語られた。そこには語り合いの大切さが語られ、【つながり】とい

第7章　東北被災者における援助体験学（Helper Experience Research）　219

う要素が強く認められている。

　このことは直接的な援助を行わなかった場合でも、「語る」ことが癒しの効果と「つながり感」をもたらすことを表している。

4) PTG（心的外傷体験後成長）とHTP

　心的外傷後成長（PTG）とは、「危機的な出来事や困難な経験との精神的なもがき・闘いの結果生じる、ポジティブな心理学的変容の体験」である[10]。加えて、PTGは、固定的な結果のみでなく、プロセス全体を含むと考えられている[11]。そしてこの「成長」や「変化」は、単に外傷体験前の状態に復帰（recover）するのではなく、以前の水準以上に成長するという意味合いを含んでいる。

　PTGで扱うトラウマとは、もっと広範な出来事、たとえば自然災害や犯罪被害、交通事故、病気、親族や友人の死別、いじめなどの人間関係上の問題、離婚、虐待なども想定される。東日本大震災においても、被災者が心的外傷体験を被り、苦しみ、もがきながらも、徐々にそれを乗り越えていき、このような困難を体験する以前の自分よりも哲学的に、心理学的に、スピリチュアルなレベルで成長するPTG体験が明らかにされている[12]。

　Lieblich[13]は、震災などの災害が起こった場合、身体的な援助に加えて、

---

10) Tedeschi, R. G., & Calhoun, L. G. (2004). Posttraumatic growth : Conceptual foundations and empirical evidence. Psychological Inquiry, 15, 1-18.

11) 宅香菜子（2010).『外傷後成長に関する研究：ストレス体験をきっかけとした青年の変容』風間書房.

　宅香菜子（2010).「がんサバイバーのPosttraumatic Growth」『腫瘍内科』5 (2), 211-217.

12) Ito, T., & Iijima, Y.(2013). Posttraumatic growth in essays by children affected by the March 11 Earthquake Disaster in Japan : A text mining Study. Journal of International Society of Life Information Science, 31, 67-72.

　西野美佐子・いとうたけひこ（2013).「東日本震災を体験した大学生の文章のテキストマイニング：基本的自尊感情（共感的自己肯定感）と心的外傷後成長（PTG）に焦点を当てて」『東北福祉大学大学院紀要』10, 45-63.

　西野美佐子・いとうたけひこ（2014).「児童作文における心的外傷後成長(PTG)とレジリエンス：テキストマイニングによる居場所、時間的展望、自己肯定感の研究」『日本発達心理学会第25回大会発表論文集』423.

220　第3部　東日本大震災の「語り」に基づく苦労体験学の構築

3つの心理・社会的な要素によって、PTSDよりPTGを強めることができると述べている。その3つとは、(1)社会支援システムをもつこと：一人で取り残されないようにすること、(2)ナラティブ支援システム：体験をシェアできる共感的な聴き役を持つこと、(3)役割変化：「被害者」から「サバイバー」「援助者」に変わること、の3点である。本研究においてボランティア援助者にHTPが認められたことはLieblichの(3)役割変化の主張を裏づけるものである。

おわりに

(1)本研究のまとめ

1)援助活動をした人たちにおいてのみ、HTPが語りの分析により確認できた。このことは被災者が援助活動を行うことによりセラピー効果が得られたことを示している。

2)被災者でもある職業的ヘルパーとボランティアヘルパーにおいては、以下の点で差が示唆された。

①職業を通しての援助活動による充実感・自己効力感が認められ、それがつながりや将来展望に拡張している。

②ボランティアヘルパーは、まずはコミュニティでの「語り合い」から援助意思が啓発され、それが自己効力感、充実感、将来展望・希望へとつながっていっている。

このことは、職業的ヘルパーとボランティアヘルパーにおいては特性に応じた介入手続きの工夫が必要であることを示すものである。

3)援助者であるかどうかにかかわりなく、Lieblich[14]の言う、語ることに

---

13)Lieblich, A.（いとうたけひこ・山崎和佳子訳）(2015).「心的外傷後成長（PTG）研究におけるナラティブ・アプローチ：苦労体験学（Suffering Experience Research）に向けて」『東西南北2015：和光大学総合文化研究所年報』88-103.

14)Lieblich, A.（いとうたけひこ・山崎和佳子訳）(2015).「心的外傷後成長（PTG）研究におけるナラティブ・アプローチ：苦労体験学（Suffering Experience Research）に向けて」『東西南北2015：和光大学総合文化研究所年報』88-103.

第7章　東北被災者における援助体験学（Helper Experience Research）　221

よるセラピー効果が認められた。このことは援助場面においては適切な
「語りの場」の設定を行うことの重要性を示すものである。

(2) 援助体験学（Helper Experience Research）の構築に向けて

　鷲田[15]は、21世紀は「ケア」の時代とし、ケアをされる相手に何かを「する」
ことが「ケア」だという考え方ではなく、「語り」を「聴く」こと、あるい
は側に居ることにケアの本質はあるのではないか、ケアの過程に反映させる
べきではないかと論じている。また、広井[16]は「ケア」という行為を通じて、
ケアをおこなっている人自身が、むしろ力を与えられたり、ある充足感や統
合感を得る、というケアの基本的な視点も重要であると述べている。これは
本研究で明らかにされたように、援助者がケアをすることにより「ケアされ
る」という援助者セラピー原則を示すものである。

　援助者として働く時は、ともすれば自分の問題をいつも棚上げにし、「援
助者はいつでも強く、正しくなければならない」という思いに駆り立てられ
ることが多いかもしれない。また、援助者としての技術や知識を得ることに
必死になり、「援助者としてどうふるまうべきか」ということに囚われ、自
分自身の弱さや感情にふたをして働き続けることもありがちであろう。しか
しながら今回の研究により、援助者自身も被災体験を有している場合は特に、
従来の知識や技術だけに頼った援助はしがたく、自分自身の経験や感情をあ
りのまま語ったり、そこから自分がどのように回復しているのかを示したり、
被災者・援助者のつながりのなかで援助者自身も癒されていったことがうか
がえ、今後、援助者の体験を「ケアする」、「ケアされる」という2側面か
ら明らかにしていく援助体験学（Helper Experience Research）の構築の必要
性を示すものであろう。

---

15)鷲田清一（1999）.『「聴く」ことの力：臨床哲学試論』　阪急コミュニケーションズ
16)広井良典（2000）.『ケア学：越境するケアへ』　医学書院

222　第3部　東日本大震災の「語り」に基づく苦労体験学の構築

(3)本研究の限界と今後の課題：

　本研究の事例では、非援助者の3パターンにあたる対象者が得られなかった。したがって今後は、(4)〜(6)のタイプの事例に拡張しての分析を行っていきたい。また、質的分析には利点もあるが限界もある。次の段階として、たとえばテキストマイニングと結びつけた混合研究法なども用いるべきであろう。

第7章　東北被災者における援助体験学（Helper Experience Research）　223

◎コラム7：女性達への聞き書きを通して―宮城県石巻市にて―◎

スワン国際協力の会（石巻市の女性支援の会）千葉直美

はじめに
　2011年3月の東日本大震災から3年が過ぎた2014年の3月に、ある知人の女性と話をしました。彼女の口から「希望」という言葉を聞いて、なぜかハッとしたことを覚えています。甚大な被害を受けた石巻市に住む、いきいきと明るく、しなやかに生きる女性達。そんな女性達への被災体験の聞き書を試みました。彼女たちが考えていること、思っていること、そして伝えたいことにいくつか共通点がありました。

●生かされている
　多くの女性達が"生かされた"と口ぐちに言っています。"見えない何かに助けられた気がする"、"何かが守ってくれた"というような言葉を聞きました。自分一人の力で震災を乗り越えたのではなく、自分の意志を越えて"生かされている"命なのだと実感しているようです。

●感謝
　"感謝"という言葉も多く聞きました。家族、親戚、友人、知人、ボランティア、支援団体、近所の人など、みんなのおかげです。失ったものも多いけれど、得たものも多く、支援を受けてありがたく、震災前は想像もしていなかった出会いや出来事を経験しています。

●奉仕や貢献の気持ち
　"人の役に立ちたい"、"何かしたい"、"何かしなくては"、"助けたい"、"自分に何ができるか"と、被災している女性達が、支援を受ける側だけでなく、支援する側に立っています。他人から必要とされる存在でありたいと願っています。

●家族
　家族の無事を第一に案じ、家族の安全と健康を女性達はまず最優先し守ろうと努力しました。家族への愛情、家族からの愛情を感じ、家族の大切さにあらためて気がつきました。支援する側に回ろうと立ち上がった女性達は、幸せな家庭を築いています。

●人とのつながり
　一人では生きていけないと実感しています。物やお金ではなく人が大切だと語っています。コミュニティの人々や親せきとの常日頃の付き合い、いざという時の人との協力です。そして支援に駆けつけた日本中・世界中の人々とのつながりにいかに勇気づけられたことか。

●前向き
　"なんとかなる"、"くよくよしない"、"しかたない"、"くやしくない"という女性達。被災して同じ境遇にいるのは自分だけではないことや、過酷な自然災害を自分では変えようのない現実として受け入れています。その上で、前向きに今の自分を生きています。

まとめ
　生活の再建もままならず、まだ不自由な生活を余儀なくされている女性達です。しかし同時に、何かを始めようと動き始めた女性達。震災前から抱いていた夢を実現したり、震災がきっかけとなり新しい夢を持ち、希望を持って歩んでいます。

あとがき

　本書の編集作業中に、バングラディッシュで日本人数名がテロの犠牲になったという痛ましい事件があった。本書で問題にするトラウマは、地震や津波という天災だけではなく、放射線汚染などの人災も含まれる。それに加えて、今後は日本人が海外テロリズムや戦争（紛争）に巻き込まれるという情勢の推移に基づいて、そのトラウマの原因の範囲が拡大されるという危惧のなかに我々は生きている。

　このような生活と情勢のもとで心がけなくてはいけないのは、状況をしっかり見極め、我々が個人として、家族の一員として、あるいは職場や地域の一員として、更には地球人の一員として何ができるかということを考え、できることから実行していくことが必要である。

　そのような文脈と前提のなかで、心理職あるいは専門家として参考となる枠組みはマクロ・カウンセリングの考え方（井上, 2000, 2004）である。マクロ・カウンセリングでは、その理論的源泉として、発達的視点、コミュニティの視点、多文化的視点の３つが挙げられている。

　また、マクロ・カウンセリング理論では、カウンセラー（セラピスト）の役割として、①個別カウンセリング、②心理療法（サイコセラピー）、③関係促進（ファシリテーション）、④専門家組織化（リエゾン／ネットワーク）、⑤集団活動（グループワーク）、⑥仲介・媒介（インターメディエーション）、⑦福祉援助（ケースワーク）、⑧情報提供・助言（アドバイス）、⑨専門家援助（コンサルテーション）、⑩代弁・権利擁護（アドボカシー）、⑪社会変革（ソーシャル・アクション）、⑫危機介入（クライシス・インターベンション）、⑬調整（コーディネーション）、⑭心理教育（サイコエデュケーション）の14の役割・活動が示されている。

　本書の編集者の一人である井上は、本書と同じ風間書房から上記の役割の

うち、アドボカシーの役割に特化した本を出版している（井上，2013）。そこでは多様なマイノリティに対する個人的アプローチと社会的アプローチの結合が提案されている。

　本書の前半部分は個人・集団レベルで災害・トラウマ的状況で何をなすべきかの1つの考え方であり、方法論であり、具体的な技術（スキル）であるグループ表現セラピーを提案している。そこでは、非言語的な共同注意と共同活動のなかで非言語的な情動を共有し、共感的な関係により具体的な表現活動に基づく癒やしの共同体が成立して行くということが示されている。表現的な行為を媒介として、癒やしの効果が言語的・認知的な意味世界をいったん保留しつつも最終的には結合していくというプロセスを我々は見てきたのである。共に身体を動かしたり、一緒に歌ったり、作品を作ったりという共同活動を通してヴィゴツキーの言う精神間機能、すなわち共感的コミュニケーションが精神内機能、すなわち明日に向かって立ち向かうという意欲を形成し、内在化させる。

　本書の第3部では、『東北の声』を題材として、以下の3つのことが強調されている。第1に、語ることの意味と力である。第2に、苦しみを乗り越えて成長する人間の肯定的本性である。そして第3に、人の役に立ち、あるいは人の為に献身的活動をすることこそ、人間の幸せと成長につながるということが、語り（ナラティブ）によって明らかにされたことである。

　更に特筆すべきは、日本とイスラエルの共同活動という点である。イスラエルの歴史は様々なトラウマに満ちている。その起源は我々にも馴染みの深い旧約聖書の世界である。今日でいう中近東を舞台として、強い一神教的な信仰をもったユダヤの民がイスラエルという国を建国した。しかし、植民地支配をおこなってきた西欧諸国の一方的な密約によって、先に住んでいたパレスチナ人との軋轢を生むこととなった。

　イスラエルはテロリズムが絶えることのない国であった。我々日本人の想像が及ばないような経験をしてきている人々である。そのような国の心理療

法と全く別の歴史文化的な背景をもつ日本人との共同作業によるJISPのような協力／連携活動がここ数年行われてきたということは、貴重な経験であり意義深いものがある。

　現在、そのような共同活動はネパール、国内では熊本という新しい災害地支援に於いても展開している。これらの現場でも互いを尊重して、違いを大切にするという姿勢を持って臨んでいる。

　本書は、日本(日本人)とイスラエル(ユダヤ人)とのコラボレーションによって成立した。我々の希望は、このような精神を受け継ごうとしている前向きな若い人々の存在である。具体的には、JICTERを体験した受講者の今後の活躍への期待である。受講者の多くは心理専門職である。今回学んだことが被災者やその当事者の範囲を超えて、教育場面、医療場面、福祉場面でも広がりを見せている。また、この受講体験から新たな研究も生み出されてきている（Okamoto et al., 2016）。今後の発展を期待したい。

　　いとうたけひこ

2016年8月6日（ヒロシマの日に）

文献

井上孝代 (2000).「マクロ・カウンセリング」の考え方とカウンセラーの役割　心理学紀要, 10, 29-41.

井上孝代 (編著) (2004). 共感性を育てるカウンセリング―援助的人間関係の基礎（マクロ・カウンセリング実践シリーズ1）　川島書店

井上孝代 (編著) (2013). 臨床心理士・カウンセラーによるアドボカシー：生徒、エイズ、吃音・精神障害者、性的・民族的マイノリティ、レイプ・DV被害児（者）の声を聴く　風間書房

Okamoto, H., Kataoka, M., Kodama, S., Narita, A., Tsuda, Y., Ito, T., & Inoue, T. (2016, July). A basic study on professional training program of PTSD/trauma care through expressive art therapy：Based on Trajectory Equifinality Approach. Poster presentation in ICP 2016, Yokohama, Japan.

謝　辞

本書を出版するにあたり、IsraAIDとJISPのメンバーに感謝します。岡田太陽さん、布施利穂さん、瀧　彩栄さんにはセッションの記録でお世話になりました。また、風間書房のみなさま、とりわけ風間敬子社長と古谷千晶氏・大高庸平氏（和光大学大学院出身）に感謝します。さらに校正作業では小玉沙織さんなど明治学院大学の井上の大学院授業の院生、元ゼミ生の皆様にお世話になりました。和光大学で原稿の整理と点検をしていただいた木下恵美さん、堀口裕太さん、杉田明宏さんに感謝いたします。

Acknowledgement

Five years after the Earthquake in Tohoku, JISP and IsraAID are still providing long term community support programs in the disaster areas not only Tohoku but also Nepal and Kumamoto. We have experienced a lot of best examples for post traumatic growth. We are thankful to our amazing team of JISP for all their hard work in the last five years, including the distinguished therapists from Israel, Yotam Polizer, Mayumi Yoshida, Wakako Yamazaki, Mami Kawaguchi, Samuel Nakahashi, Tomoko Miwa, Bijay Gyawali from Nepal, Kensho Tambara, Akiko Kuraishi, and other important people. We are also thankful to those who helped and communicate with us in our journey to Israel in 2015.

編著者プロフィール

【編著者】

井上孝代（いのうえ　たかよ）

　JISP理事。九州大学大学院文学研究科博士課程単位満期退学（心理学専攻）。東京外国語大学留学生日本語教育センター教授を経て1998年より明治学院大学心理学部教授。博士（教育心理学：九州大学）。臨床心理士。病院、社会福祉、教育機関の心理カウンセラー、家庭裁判所調停員、自治体の各種審議会委員、総務庁世界青年の船指導官・カウンセラーなどを経験。マクロ・カウンセリング研究会主宰者として、マクロ・カウンセリングを提唱。トランセンド研究会元会長。最近の編著書として、『共感性を育てるカウンセリング』をはじめとした、マクロ・カウンセリング実践シリーズ5冊（川島書店）、『あの人と和解する：仲直りの心理学』（集英社新書）、『心理支援論』、『臨床心理士・カウンセラーによるアドボカシー：生徒、エイズ、吃音・精神障害者、性的・民族的マイノリティ、レイプ・DV被害児（者）の声を聴く』『コンフリクト解決の心理学：マクロ・カウンセリングの立場から』（いずれも風間書房）、などがある。

いとうたけひこ（伊藤　武彦）

　JISP代表理事。東北大学大学院教育学研究科博士課程単位満期退学（教育心理学専攻）。1985年より和光大学にて心理学担当の教員。教育学博士（東北大学）。トランセンド研究会会長。最近の編著書として、いとうたけひこ（編）（2012）『コミュニティ援助への展望』（角川学芸出版）、心理科学研究会（編）（2014）『平和を創る心理学［第二版］』（ナカニシヤ出版）、共著書として、心理科学研究会（2013）『大学生活をゆたかにする心理学：心の科学への招待』（福村出版）、浮谷秀一・大坊郁夫（2015）『現代社会と応用心理学5：クローズアップ「メディア」』（福村出版）等がある。

福本敬子（ふくもと　けいこ）

　一般社団法人 日本イスラエイド・サポート・プログラム（JISP）元ヒーリングジャパン・プロジェクトディレクター兼JICTER担当。同志社女子大学生活科学部食物化学科専攻卒業後、高校にて教鞭をとる。ナタリー・ロジャーズのパーソンセンタード表現アートセラピーをベースにした表現アートセラピーを学ぶ。2011年の東日本大震災より、心のケアを目的とした復興支援に表現アートセラピスト兼プロジェクトコーディネーターとして携わったことをきっかけに、上記業務を担当。

エイタン・オレン（Eitan Oren）

　一般社団法人 日本イスラエイド・サポート・プログラム（JISP）元日本代表ディレクター。イスラエル出身。テルアビブ大学院国際安全保障課程卒業。東京大学博士課程在学中。様々な質的・量的研究方法を用い、国際平和と安全保障、日本政治と社会に関係する課題について研究している。もともと人道支援活動に興味があり、イスラエルと日本の橋渡しをしたいという思いで、2011年の東日本大震災より、東京大学主導の東北支援活動にボランティアとして携わっていた。

【著者】
片岡真紀（かたおか　まき）
　臨床心理士。立教大学大学院現代心理学研究科修士前期課程修了（臨床心理学専攻）。現在、母子生活支援施設心理職員、中野区心の教室相談員、北区保育巡回指導員、特定非営利活動法人でんでん子ども応援隊学習サポート教室学習サポーター、一般社団法人彩の国子ども・若者支援ネットワーク学習指導員。

岡本　悠（おかもと　ひさし）
　臨床心理士。明治学院大学大学院心理学博士前期課程修了。現在、母子生活支援施設、都内の精神科クリニック、横浜市内の適応指導教室に心理士として勤務。JICTERトレーニングプログラム（第一期）修了。第79回応用心理学会　優秀大会発表賞受賞（2013年）。主論文として、「青年期における対人葛藤が解決するまでのプロセス」（『心理臨床学研究』32巻第4号，502-512，2014）がある。

津田友理香（つだ　ゆりか）
　臨床心理士。明治学院大学大学院心理学研究科臨床心理学コース博士前期課程修了。キャリアカウンセラー、児童養護施設心理士を経て、現在（独）国立国際医療研究センター病院小児科心理療法士、四谷ゆいクリニック、明治学院大学心理学部特別研究員、日本精神衛生学会電話相談員。日本心理臨床学会、多文化間精神医学会、異文化間教育学会会員。井上との共著として、『臨床心理士・カウンセラーによるアドボカシー』，風間書房，195-210，2013.がある。

成田彩乃（なりた　あやの）
　臨床心理士。明治学院大学大学院心理学研究科臨床心理学コース博士前期課程修了。医療社団法人石研精会 稲城台病院 心理士を経て、現在、学校法人捜真学院 専任学校カウンセラー。日本心理臨床学会、日本吃音・流暢性障害学会に所属。井上との共著論文として、吃音に対する認知行動療法の現状と今後の展望　マクロ・カウンセリング研究，9，68-82．2010 、また、井上との共著として、『臨床心理士・カウンセラーによるアドボカシー』，風間書房，143-171，2013.がある。

シュロミット・ブレスラー（Shlomit Bresler）
　個人クリニック開業（精神療法、スーパービジョン）、ビブリオセラピーのエキスパート。JICTERプログラム開発にあたっての代表的な顧問（第4章冒頭の紹介文も参照のこと）。

アミア・リーブリッヒ（Amia Lieblich）
　芸術科学大学院学長、ヘブライ大学名誉教授。ナラティブ心理学者。オーラルヒストリーのエキスパート。『東北の声』プロジェクトの代表的な顧問（第5章冒頭の紹介文も参照のこと）。

トラウマケアとPTSD予防のための
グループ表現セラピーと語りのちから
――国際連携専門家養成プログラム開発と苦労体験学の構築――

2016年9月15日　初版第1刷発行

<table>
<tr><td rowspan="4">編著者</td><td>井 上 孝 代</td></tr>
<tr><td>いとうたけひこ</td></tr>
<tr><td>福 本 敬 子</td></tr>
<tr><td>エイタン・オレン</td></tr>
</table>

発行者　　風 間 敬 子

発行所　　株式会社 風 間 書 房

〒101-0051　東京都千代田区神田神保町1-34
電話 03(3291)5729　FAX 03(3291)5757
振替 00110-5-1853

印刷　平河工業社　　製本　井上製本所

©2016　　　　　　　　　　　　　　　NDC分類：140
ISBN978-4-7599-2142-7　　Printed in Japan

JCOPY 〈(社)出版者著作権管理機構 委託出版物〉
本書の無断複製は、著作権法上での例外を除き禁じられています。複製される場合はそのつど事前に(社)出版者著作権管理機構(電話 03-3513-6969、FAX 03-3513-6979、e-mail: info@jcopy.or.jp)の許諾を得て下さい。